Régime vaut mieux que médecine.
VOLTAIRE.

Le Régime Alimentaire des Diabétiques

PAR

le Docteur NIGAY

MÉDECIN CONSULTANT A VICHY
MÉDECIN DE L'HOPITAL THERMAL DE VICHY
DIRECTEUR DU *Journal de Médecine de Paris*

Préface de M. Marcel LABBÉ
PROFESSEUR AGRÉGÉ A LA FACULTÉ DE MÉDECINE DE PARIS
MÉDECIN DE LA CHARITÉ

...irie O. BERTHIER, E. BOUGAULT, Successeur
48, RUE DES ÉCOLES, PARIS

Le Régime Alimentaire

des Diabétiques

Le Régime Alimentaire des Diabétiques

PAR

le Docteur NIGAY

MÉDECIN CONSULTANT A VICHY
MÉDECIN DE L'HOPITAL THERMAL DE VICHY
DIRECTEUR DU *Journal de Médecine de Paris*

Préface de M. Marcel LABBÉ

PROFESSEUR AGRÉGÉ A LA FACULTÉ DE MÉDECINE DE PARIS
MÉDECIN DE LA CHARITÉ

Librairie O. BERTHIER, E. BOUGAULT, Successeur
48, RUE DES ÉCOLES, PARIS

PREFACE

C'est une excellente idée que vient d'avoir notre ami, le docteur Nigay, de réunir en un livre les notions capitales sur les régimes qui conviennent aux diverses catégories de diabétiques.

Conçu dans un sens véritablement pratique, cet ouvrage sera bientôt entre les mains de tous les malades soucieux de se bien soigner. Il est, en quelque sorte, le bréviaire du diabétique.

C'est qu'en effet, pour ces malades, le secours ne vient point de la pharmacopée ; c'est la cuisine qui l'apporte. Jusqu'ici, — exception faite pour les complications qui réclament un traitement particulier — les cures médicamenteuses antidiabétiques ont subi un piteux échec ; seules les cures de régime ont donné de brillants résultats ; si elles ne guérissent pas tous les malades, elles les améliorent du moins. Nulle part plus qu'en matière de diabète ne se montre judicieux l'aphorisme de Voltaire : « Régime vaut mieux que médecine ».

Mais il faut savoir appliquer les régimes ; et cela demande une conception réaliste et simpliste des syndromes diabétiques ; cela réclame une foule d'indications pratiques que le médecin, même le plus patient et le plus minutieux ne saurait enseigner à chacun de ses clients. Or, le livre de notre confrère Nigay réunit ces indications, les expose sous une forme simple, compréhensible, « bon enfant » peut-on dire, qui le met à la portée de tout le monde. Tantôt parlant en pathologiste et tantôt en maître-queux, il réalise la symbiose si désirée du médecin et du cuisinier ; c'est là qu'est son originalité et sa grande qualité.

Dr MARCEL LABBÉ.

Le régime alimentaire des diabétiques.

Il n'y a pas de maladie dans lesquelles le régime alimentaire ait une plus grande importance. Il n'y en a donc pas dans lesquelles la collaboration du malade soit aussi nécessaire; il n'y en a pas dans lesquelles le malade puisse autant obtenir de sa volonté.

Alors, que chez un sujet normal, quelle que soit l'alimentation qu'il prenne, les urines ne renferment pas trace de glucose, et le sang n'en contient que des traces (0 gr. 80 pour 1.000), chez un diabétique, les urines contiennent du sucre, le sang peut arriver à en renfermer jusqu'à 10 grammes pour 1.000.

Cette glycosurie, cette hyperglycémie, qui sont dûs à une imperfection fonctionnelle du foie, sont d'autant plus élevées que le diabétique consomme davantage d'hydrate de carbone (aliments sucrés, féculents...).

Quels sont donc les aliments auxquels le diabétique n'a pas droit ? Quels sont ceux qu'il peut prendre ?

Le diabétique doit être exactement renseigné, mais la question n'est pas aussi simple qu'elle paraît l'être ; en effet, tous les diabétiques ne sont pas les mêmes ; le même régime ne saurait convenir à tous.

Ce régime doit varier d'un malade à l'autre, suivant la capacité fonctionnelle de chacun. Il est bien évident que le diabète aura des caractères différents, une marche différente suivant qu'il surviendra chez un gras ou un maigre, chez un pléthorique ou un anémique, chez un jeune homme ou un vieillard, chez un homme vigoureux ou un homme déjà taré... et qu'à ces diabétiques la même alimentation ne conviendra pas.

Le médecin a plus à soigner des malades que des maladies.

Pour chacun de ces malades, un régime particulier sera institué, en tenant compte de toutes les particularités révélées par un examen médical minutieux, par une analyse complète des urines d'abord, puis par des épreuves de régime qui détermineront la tolérance hydrocarbonée et, s'il y a lieu, l'élimination des purines, l'excrétion chlorurée...

L'analyse complète des urines est de première importance dans les maladies de la nutrition et en particulier dans le diabète, mais dans une analyse d'urines il ne faut pas se borner à considérer l'élément anormal qui caractérise la maladie : c'est ainsi qu'il n'y a pas que le glucose qui ait une signification importante dans l'analyse des urines d'un diabétique, il n'y a pas que l'albumine qu'il faille rechercher et doser dans l'analyse des urines d'un Brightique..,

Dans son analyse des urines, le malade n'attache volontiers d'importance qu'aux éléments anormaux (sucre, albumine..,), négligeant absolument les résultats de l'analyse en ce qui concerne les éléments normaux (azote, urée, acide urique, acide phosphorique, chlorures...). C'est là une grave erreur que le médecin doit relever, lui qui connaît l'importance des chiffres des éléments normaux.

Ne voyons-nous pas journellement des malades dont les urines ne renferment que peu de sucre ou d'albumine, mais dont l'élimination urinaire en urée, en chlorures... est telle qu'il y a lieu d'être très pessimiste ?

Le médecin doit donc faire faire une analyse complète des urines, afin d'obtenir des chiffres des divers éléments toutes indications thérapeutiques appropriées, mais une analyse ne saurait avoir une signification précise qu'autant que l'ingestion alimentaire du malade pendant les jours qui l'ont précédé est exactement connue, car les matériaux urinaires normaux (urée, acide urique), ne sont que le résultat de la combustion des matériaux apportés à l'organisme par l'alimentation ; l'excrétion urinaire varie avec le régime. Il est bien compréhensible que les déchets urinaires ne doivent pas être les mêmes après une période de suralimentation et après une période d'abstinence ; il est bien évident que l'urée, par exemple, devra être en plus grande quantité dans les urines d'un gros mangeur de viande que dans celles d'un végétarien. Le malade sera donc soumis à un régime d'épreuve, toujours le même, quelle que soit la maladie en question, qui sera suivi pendant trois jours consécutifs pour diminuer les erreurs possibles venant de l'élimination non immédiate des matériaux ingérés ; ce n'est que le troisième jour que les urines seront recueillies.

Quel est ce régime d'épreuve ?

Ce régime qui n'a rien de spécial au point de vue du diabète, que MM. Marcel et Henri Labbé, agrégés à la Faculté de Paris, ont combiné, se compose d'aliments simples dont la composition est connue et facile à calculer. Il présente les caractères d'un régime mixte, d'une digestion et d'une absorption faciles, et composé d'albumine animale et d'albumine végétale en proportions à peu près égales. Le voici :

PETIT DÉJEUNER DU MATIN :

Une tasse de chocolat au lait, ou de café au lait avec pain (70 grammes) et beurre (16 grammes).

a) *Recette du chocolat* : faire fondre 31 grammes de chocolat dans un peu d'eau, évaporer jusqu'à consistance de pâte, ajouter 130 grammes de lait et faire bouillir.

b) *Recette du café au lait* : faire passer de l'eau chaude dans un filtre sur 8 grammes de café·torréfié en poudre, ajouter 200 grammes de lait et 15 grammes de sucre.

DÉJEUNER PRINCIPAL.

1° Pain, 100 grammes.

2° Un plat de viande, 80 grammes, (pesée crue) de bifteack, additionné de 10 grammes de beurre ; ou 100 grammes (pesés crus) de veau maigre cuits avec 10 grammes de beurre.

3° Un plat de légumes, soit 150 grammes de pommes de terre (pesées crues), cuites à l'eau et assaisonnées avec 15 grammes de beurre, soit 50 grammes de riz (pesé cru et sec) cuit à l'eau et assaisonné avec 10 grammes de beurre.

4° Confiture ; 25 grammes de gelée ou de marmelade.

5° Fruits : en été, fruits frais, soit 50 grammes de pommes ou de poires (pesées après pelage), soit 50 grammes grains de raisins (pesés sans branches ; en hiver, fruits secs, soit 30 gr. de figues sèches (déchets non comptés), soit 35 grammes de grains de raisins secs (sans branches).

6° Boissons : 500 grammes d'eau pure ou 400 grammes d'eau pure additionnée de 100 grammes de vin rouge.

DÎNER :

1° Pain : 75 grammes.

2° Potage : 250 grammes de bouillon de viande dégraissé.

3° Un plat de viande : 80 grammes (pesés crus) de viande de mouton ,sans déchets, ou de poulet désossé (le mouton servi rôti dans son jus).

4° Un plat de légumes : soit 30 grammes de nouilles ou de macaroni, assaisonnés, après cuisson et égouttage, de 15 grammes de beurre, soit 30 grammes de lentilles assaisonnées de 15 grammes de beurre, après cuisson.

5° Entremet : 50 grammes d'un entremet dans la composition duquel on fait entrer les éléments suivants :

Lait	150	grammes
Farine de riz	10	—
Sucre	35	—
OEuf complet	40	—
Beurre	5	—
Total	240	grammes

6° Dessert : 20 grammes de raisin sec ou 50 grammes de poire ou pomme.

7° Boisson : Comme au déjeuner principal.

Nota : Faire cuire tous les aliments ci-dessus sans sel. Peser, à l'avance 10 grammes de sel pour toute la journée, qui seront répartis dans les aliments par le malade lui-même au cours de ses repas et devront être employés entièrement.

Ce régime d'épreuve apporte :

Albumine	77	grammes
Azote	12	gr. 30
Graisses	64	grammes
Matières hydrocarbonées.	272	gr. 05
Acide phosphorique	2	gr. 47
Chlorure de sodium	11	gr. 82

Ce régime imposé à des sujets sains, de poids, d'âge et de sexe différents a donné des chiffres d'élimination urinaire très voisins. La moyenne physiologique qui lui correspond est représentée par les chiffres suivants :

Azote total	11	gr. 61
Azote de l'urée	10	grammes
Urée	21	gr. 06
Phosphate (exprimé en P^2O^3)	2	gr. 16
Chlorures (— en NaCl)	11	gr. 05
Acide urique et *bases puriques*	0	gr. 55
Rapport azoturique	86	gr. 06

Ces chiffres servent ainsi de base d'appréciation précise et permettent de comparer les éliminations urinaires d'un individu quelconque à celles des sujets sains et de celles des vices d'alimentation ou des troubles de la nutrition.

Ce régime d'épreuve n'est, nous tenons à le répéter, nullement spécial aux diabétiques ; bien mieux, il ne leur convient pas du tout. Ce n'est qu'un régime d'examen, un régime momentané. Il ne faut pas hésiter à leur faire suivre, puisque ne devant être observé que pendant 3 jours, il ne saurait en résulter d'inconvénients.

Le troisième jour, les urines seront donc recueillies ; à cet effet, au réveil, le malade urinera et ne conservera pas cette première urine, produite pendant la nuit précédente. Il conservera toute l'urine qu'il émettra pendant les 24 heures qui suivront, y compris celle du lendemain matin. Cette totalité des urines sera envoyée au chimiste immédiatement.

Variétés de diabétiques

Le diabète est caractérisé par un trouble de la nutrition qui consiste dans l'impossibilité de brûler tout ou partie des hydrates de carbone qui sont introduits dans l'alimentaion ou se forment dans l'organisme.

Tandis qu'un sujet sain assimile sans limite les hydrates de carbone qu'il ingère, le diabétique est plus ou moins limité dans son pouvoir d'assimilation. Ce pouvoir peut être assez étendu et nous aurons affaire à un diabète léger ; il peut être nul et nous aurons affaire a un diabète absolu, tel que le malade éliminera 100 grammes de glucose quand il en ingérera 100 grammes. Déterminer ce pouvoir, c'est établir le coefficient d'assimilation.

On peut considérer qu'il existe deux types principaux de diabétiques, ceux dont l'état général se maintient, qui ne maigrissent pas et ceux qui, malgré leur genre de vie et leur alimentation habituelle, s'amaigrissent progressivement.

Le régime alimentaire et le traitement diffèrent suivant qu'il s'agit du premier qui est un diabétique sans dénutrition, un diabétique floride, chez lequel l'équilibre azoté est conservé, ou du second qui est un diabétique avec dénutrition, un diabétique amaigri, dont l'équilibre azoté est rompu, chez lequel il se fait une déperdition d'azote.

La première forme est de beaucoup la plus commune ; la seconde peut être primitive, mais elle est souvent l'aboutissant de la première.

Nous exposerons successivement : 1° le régime des diabétiques sans dénutrition ; 2° le régime des diabétiques avec dénutrition.

Diabète sans dénutrition

Principe du régime chez le diabétique sans dénutrition

En présence d'un diabétique sans dénutrition, il faut, pour arriver à établir son régime, procéder de la façon suivante : le soumettre à un régime très sévère, donc aussi dépourvu que possible d'hydrates de carbone, afin de débarrasser l'organisme du glucose accumulé et de faire disparaître, si possible, le sucre des urines ; à cet effet, le mieux est de l'astreindre d'abord pendant 24 heures à la diète hydrique (eau à volonté), puis pendant les jours suivants exclusivement aux œufs et aux légumes verts préparés au beurre ; procéder tous les trois ou quatre jours à une analyse des urines pour se rendre compte du résultat obtenu. Quand, après un certain temps de ce régime, les urines, depuis quelques jours, ne renferment plus de sucre (1), donner par périodes successives (de 5 jours par exemple) une alimentation dont la richesse en hydrate de carbone est déterminée avec précision, cette richesse étant naturellement peu élevée pendant la première période, un peu plus pendant la seconde, davantage pendant la troisième... Faire un dosage de sucre dans les urines de 24 heures à la fin de chaque période. Continuer ainsi jusqu'à nouvelle constatation de la présence du sucre dans les urines, présence qui indiquera que le diabétique vient de dépasser la limite de tolérance de son organisme à l'égard des hydrates de carbone. Diminuer alors un peu, pendant la période suivante, la richesse en hydrates de carbone du régime pour obtenir de nouveau la disparition du sucre des

---

(1) Le plus souvent, on arrive à ce résultat; c'est l'hypothèse que nous envisageons dans cette première partie. Ultérieurement, nous envisagerons le cas des malades qui, malgré le régime, conservent une glycosurie irréductible.

urines, disparition, qui, elle, indiquera que le malade a pris, pendant les cinq derniers jours, une alimentation hydrocarbonée que son organisme est capable de tolérer, et c'est là, la dose maxima qu'il peut tolérer.

Or, comme nous connaissons exactement la richesse en hydrate de carbone de cette dernière période, nous connaissons la quantité que le diabétique peut ingérer sans inconvénient, nous connaissons sa tolérance, son coefficient d'assimilation.

Afin d'apprécier plus aisément la richessse en hydrate de carbone des périodes successives, le mieux est, d'accorder au malade un aliment hydrocarboné, un seul et toujours le même : la pomme de terre par exemple, qui renferment en moyenne 20 0/0 d'hydrate de carbone.

*
* *

Prenons un exemple pour mieux nous faire comprendre, et admettons que, grâce à un régime sévère, observé pendant quelque temps, le malade n'a plus de sucre dans les urines. Nous continuerons à lui donner strictement ce même régime sévère, mais nous y ajouterons, quotidiennement, pendant cinq jours, 100 gr. de pommes de terre, qui apporteront à l'organisme 20 gr. d'hydrate de carbone. Supposons que l'analyse faite le cinquième jour ne révèle pas trace de sucre dans les urines ; nous en déduirons que la malade en question tolère au moins 20 gr. d'hydrate de carbone par jour, et nous augmenterons la dose pendant les cinq jours suivants. Supposons, enfin, que l'analyse faite après ingestion pendant cinq jours de 500 gr. de pommes de terre (100 gr. d'hydrate de carbone) n'ayant pas révélé de glycosurie, l'analyse faite après ingestion pendant les cinq jours suivants de 600 gr. de pommes de terre (120 gr. d'hydrate de carbone) en ait révélé. Nous considérerons que la tolérance de ce malade est inférieure à 120 gr. et supérieure à 100 gr. d'hydrate de carbone. Nous pourrons donc désormais autoriser, dans le régime, une quantité d'aliments féculents ou sucrés qui apportera à ce diabétique, 100 gr. d'hydrate de carbone. Or, la teneur en hydrate de carbone de tous les aliments est connue, c'est ainsi qu'au lieu de lui donner 500 gr. de pommes de terre, on pourra lui donner :

138 gr. de macaroni,
ou 174 gr. de lentilles,
ou 190 gr. de pain,
ou 2083 gr. de lait.

conformément au tableau de substitution des aliments hydro-carbonés établi par le Professeur agrégé Marcel Labbé.

Tableau de substitution des Aliments hydro-carbonés.

(MARCEL LABBÉ, *in Régimes Alimentaires*).

100 grammes d'hydrates de carbone sont pratiquement fournis par :

Pain blanc	120 gr.	Navets	1.368 »
Pain de seigle	200 »	Choux-fleurs	1.925 »
Farine de froment	137 »	Epinards cuits	4.000 »
Farine de maïs	142 »	Tomates	2.700 »
Farine d'orge	147 »	Salades	2.700 »
Farine d'avoine	152 »	Lait de vache	2.085 »
Macaroni	138 »	Bananes	458 »
Nouilles	145 »	Prunes	526 »
Pâtes d'Italie	137 »	Pruneaux	165 »
Tapioca	118 »	Poires	690 »
Riz	158 »	Pommes	709 »
Haricots secs	167 »	Pêches	704 »
Pois secs	175 »	Abricots frais	729 »
Pois cassés	164 »	Figues fraîches	575 »
Lentilles sèches	174 »	Figues sèches	162 »
Fèves sèches	189 »	Raisins frais	709 »
Marrons frais	260 »	Raisins secs	170 »
Chocolat	160 »	Cerises	787 »
Cacao en poudre	261 »	Fraises	1.315 »
Pommes de terre	500 »	Groseilles	862 »
Haricots verts mange-tout	1.387 »	Oranges	884 »
Petits pois verts	662 »	Bière	1.724 c.c.
Flageolets	826 »	Cidre	2.941 »
Carottes	1.000 »		

Toutefois la tolérance de tous les diabétiques n'est pas absolument la même à l'égard des divers féculents ; de deux diabétiques qui auront la même tolérance à l'égard des pommes de terre, l'un tolérera plus de lait que l'autre, par exemple, ce qui revient à dire que le coefficient qualitatif à l'égard du lait sera plus élevé chez l'un que chez l'autre ; c'est ce qui nous explique que tel aliment convienne à tel diabétique, tandis qu'il ne conviendra pas à tel autre, que par conséquent chez l'un, cet aliment provoquera la glycosurie qu'il ne provoquera pas chez l'autre.

Il en résulte qu'il y a intérêt à déterminer la tolérance de chaque diabétique à l'égard sinon de tous les aliments, du moins des plus usuels.

Nous irons plus loin, en disant que la tolérance individuelle peut varier d'une époque à l'autre : le tableau de tolérance individuelle doit donc être vérifié de temps en temps.

Pendant que le malade est sevré d'amylacés, il doit être surveillé de près, ses urines doivent être analysées, car il peut y avoir contre-indication à la continuation de ce régime sévère, qui doit être suspendu en cas d'apparition dans les urines, de corps acétoniques.

Ce n'est donc que sous la surveillance du médecin que cette cure doit être effectuée.

Régime du diabétique sans dénutrition.

Tout diabétique sans dénutrition, diabétique gras ou mieux diabétique qui ne maigrit pas, doit donc, sauf complications, s'astreindre, *a priori*, à un régime qui est le même pour tous et que nous appellerons régime fondamental, régime sévère, qu'ultérieurement on élargira, si possible, suivant la tolérance de chacun.

Le plus souvent, grâce à ce régime assez longtemps suivi, le sucre disparaîtra des urines en un temps très variable ; en effet, si le diabète est fort, si l'hyperglycémie et la glycosurie sont élevées, c'est-à-dire si l'accumulation de sucre dans l'organisme est considérable, il faudra que le régime fondamental soit suivi beaucoup plus longtemps pour obtenir la disparition du sucre des urines que si l'hyperglycémie, la glycosurie sont faibles.

Chez certains malades, parfois en très peu de jours, le sucre disparaîtra ; chez d'autres, des semaines et des mois seront nécessaires.

Quel est ce régime fondamental ?

Nous le donnons, en un tableau sommaire, suivi de considérations qu'il importe ; il a pour principe la suppression des aliments hydrocarbonés et glycogéniques et, au contraire, la prescription des aliments gras albuminoïdes et herbacés, ainsi que des aliments reminéralisateurs.

Régime fondamental

ALIMENTS PERMIS	ALIMENTS DÉFENDUS
Consommé, potages gras.	Potages, soupes et bouillies aux farines de légumineuses (lentilles, haricots secs, fèves), à la julienne, aux fécules exotiques (tapioca, semoule, sagou, salep, arrowroot, racahout), au riz, aux pâtes, (vermicelle, perles du Nizam), au pain, au lait.
Potages aux œufs, au fromage, aux pâtes de gluten, aux légumes verts (poireaux, haricots verts, choux, cresson).	
Potage aux poissons, aux huîtres, à la tortue.	
Crème du lait, lait caillé, képhir, koumys, beurre, œufs.	Laits divers.
Olives, radis.	
Crustacés, coquillages, huîtres.	
Graisses diverses, foie gras, rillettes, lard, moëlle de bœuf. Huile.	
Sardines, thon à l'huile, anchois.	
Poissons, laitance, caviar. Grenouilles, tortue.	Fritures dans la pâte.
Viandes diverses (boucherie, volaille, gibier, charcuterie), rôties, grillées, bouillies.	Viandes en sauces et ragoûts contenant de la farine.
Abats.	Foie.
Artichauts, aubergine, concombres, haricots verts.	Pommes de terre (1), patates, couscous, crosnes, ignames, manioc.

---

(1) On sera surpris de trouver cet aliment rangé parmi les aliments interdits; ce n'est pas une erreur! la pomme de terre ne doit être permise qu'à certains diabétiques et en quantité déterminée, suivant les cas. Plus loin, nous nous expliquons à ce sujet.

ALIMENTS PERMIS	ALIMENTS DÉFENDUS
Petits pois, pois mange-tout, potiron, tomates.	Oignon, ail, cerfeuil.
Topinambours.	Betteraves, carottes, navets, scorzonères.
Asperges.	
Cardon, poirée à carde, céleri, champignons, morilles, cèpes.	Haricots secs, flagolets, lentilles, pois, fèves, marrons.
Chicorée, épinards, anserine, oseille, endives, laitue, romaine, scarole, pissenlit, cresson, choux, choucroute, choux de Bruxelles, choux-fleurs.	Riz, macaroni, nouilles, lazagnes.
Poireau, salsifis, raves.	
Germes de Soja.	
Fromages divers.	
Amandes, noix, noisettes.	Prunes, pêches, pommes, cerises, abricots, oranges, mandarines, poires, mûres, raisins, framboise, figues, bananes, dattes, grenades, nèfles, coings, airelles, ananas.
Pistache, amandes du pain pignon.	
Citron.	Confitures, fruits confits, gelées.
Vinaigre. Cornichons, câpres.	Pâtisserie. Miel.
Sel.	Chocolat. Cacao.
Saccharine.	
Pain de gluten, pain d'Aleurone.	Pain.
Eau.	
Vins non sucrés.	Vins sucrés, vermouth.
Eau-de-vie, rhum, kirsch.	Liqueurs sucrées, sirop.
Infusions : café, thé, tilleul...	Bière, cidre, poiré.
	Limonade.

Commentaires.

Potages. — Sont particulièrement recommandés aux diabétiques : 1° les potages gras, car comme nous allons le voir, les corps gras leur sont utiles ; 2° les soupes aux choux, le chou étant un légume riche en sels alcalins ; or, on sait que les alcalins sont précieux chez les diabétiques.

Les potages des diabétiques pourront être épaissis, à défaut de farine, à l'aide de jaunes d'œufs, de crème de lait ou de légumes réduits en purée. Les pâtes alimentaires, dans les potages, peuvent être remplacés par des blancs d'œufs.

*
* *

Hors-d'œuvre. — Ceux qui sont gras seront préférés, car les graisses sont recommandées aux diabétiques non obèses, dont l'estomac les supporte bien, et à condition qu'ils soient bien assimilés ; en effet, ce sont les graisses qui peuvent fournir à l'organisme, le carbone qu'il ne reçoit plus des féculents et du pain.

Les diabétiques consommeront donc à volonté des graisses d'oie, de canard, de porc, du lard, du gras de jambon, des rillettes, du foie gras, des olives. Ces dernières peuvent être mâchées dans l'intervalle des repas. tant pour calmer la faim que la soif ; elles doivent être dessalées, si elles ne sont pas fraîches.

L'huile de foie de morue fraîche (que nous nous excusons de placer dans les hors-d'œuvres) est indiquée, si l'on veut forcer l'ingestion en corps gras.

Certains médecins se sont appliqués à trouver le moyen de faire ingérer des graisses sous des formes nouvelles et variées. Le Dr Marchais a recommandé une préparation qui renferme 80 0/0 d'huile émulsionnée ; en voici la composition :

Savon médicinal fraîchement préparé...   20 grammes
Eau de laurier-cerise...................   20 grammes
Eau distillée de fleur d'oranger........   80 grammes
Saccharine ....   0 gr. 20
Huile de Sésame ou d'olives...........   Q. S. p. faire
                                     500 cent. cubes

Aromatiser avec quelques gouttes d'essence de menthe, de citron ou de vanille. On peut substituer à la saccharine, 4 gr. de glycyrrhizine ammoniacale. Pour varier l'aspect, on peut remplacer la moitié de l'huile, dans cette formule, par de la végétaline ; on obtient alors une émulsion crémeuse.

Les malades prendront deux ou trois cuillerées à dessert par jour de cette préparation, à l'heure qu'il leur plaira, mais de préférence à la fin des repas. Le mieux est de la prendre dans du café noir.

Les huîtres riches en matières azotées, sont permises ; on préférera les huîtres maigres (Portugaises et Marennes), car les huîtres grasses (Ostende et Cancale) contiennent une assez forte proportion de glycogène. On n'oubliera pas que l'huître devient rapidement toxique par les temps chauds ; c'est dire qu'elles ne peuvent voyager et n'être consommées loin des parcs, en été, pendant les mois sans r, dit-on. Enfin, les huîtres peuvent propager la fièvre typhoïde et le choléra quand elles proviennent de parcs mal disposés et recevant des eaux d'égoûts.

Les moules sont également permises, si elles sont fraîches ; toutefois les intoxications par les moules sont fréquentes et sans qu'on puisse en préciser les causes : on a incriminé le contact du molusque avec les blindages en cuivre des vaisseaux, certaines maladies de la moule... Huîtres et moules ne sont donc permis qu'avec réserves. La moule présente du moins l'avantage d'être mangée après cuisson.

Le homard, l'écrevisse peuvent être consommés sans inconvénient par le diabétique qui jouit d'un tube digestif excellent, et heureusement, c'est le cas du plus grand nombre des diabétiques ; toutefois, ces crustacés dont la chair est compacte, serrée, et dès lors assez difficile à digérer, sont généralement accommodés de la plus fâcheuse façon, aussi deviennent-ils des mets indigestes même pour de bons estomacs.

La crevette a une chaire plus fine ; elle est également permise.

Le caviar, composé d'œufs d'esturgeons légèrement salés, mérite une mention spéciale, car sa teneur en substance azotée (31 0/0) est très élevée, tandis que sa teneur en substance grasse est de 16 0/0, et qu'enfin, c'est un excitant digestif très phosphoré.

*
* *

Laitages. — Le *lait de vache* qui contient de la lactose ou sucre de lait et qui, de ce fait, renferme 4, 8 0/0 d'hydrate de carbone est exclu du régime fondamental. C'est un de ces aliments que l'on prend volontiers en forte quantité, aussi en résulte-t-il une forte glycosurie ; en effet, un litre de lait contient 48 gr. de lactose.

Le lait ne convient donc pas aux glycosuriques. A plus forte raison, le régime lacté exclusif, à raison de 3 litres par jour, comme l'ont conseillé certains médecins, ne peut convenir qu'à des diabétiques légers, qu'à des diabétiques dont la tolérance est assez élevée, car 3 litres de lait correspondent à plus de 700 gr. de pommes de terre.

Aux diabétiques à tolérance suffisamment élevée, nous conseillons volontiers un jour de diète lactée par semaine ; l'estomac souvent surmené des diabétiques se trouve bien de ce jour de repos.

Le *lait de chèvre* et le *lait de brebis* contiennent sensiblement la même quantité d'hydrate de carbone que le lait de vache, mais ils sont plus riches que lui en albuminoïdes et en matières grasses ; ils lui seront donc substitués avec avantage.

Le *lait d'ânesse* et le *lait de jument*, plus riches en hydrate de carbone (presque aussi riches que le lait de femme) sont pauvres en albuminoïdes et en corps gras ; ils ne sauraient être d'aucune utilité chez le diabétique.

Le petit lait contient toute la lactose du lait ; il est donc interdit.

Il existe certains procédés de désucrage du lait. Ces *laits désucrés* peuvent être utilisés quand on veut mettre un diabétique à la diète lactée, à l'occasion d'un embarras gastrique, par exemple. Toutefois, en pareille circonstance, nous préférons revenir au bouillon de légumes (pas de carottes, ni de navets), additionné, au moment de le consommer, d'un peu de beurre frais.

Dans le *kéfir*, ou lait de vache fermenté, il y a moins d'hydrate de carbone (3 gr. 50 en moyenne 0/0), mais il y a également moins de matières albuminoïdes et moins de graisse.

Le *koumys*, ou lait de jument ou d'ânesse fermenté, ne contient pour ainsi dire pas de sucre, car sa lactose a été presque complètement transformée en alcool ; il en contient d'autant moins qu'il est de plus ancienne préparation ; par contre, il possède environ 3 0/0 d'alcool. Cette boisson, car ce n'est plus un lait, ne peut être absorbée en abondance ; son goût n'est pas désagréable, elle est permise aux diabétiques.

La *crème fraîche* ne contient presque pas d'hydrate de carbone, aussi est-elle d'autant plus permise, qu'elle renferme 22 0/0 de graisse ; elle remplacera le lait dans bien des cas, et elle contribuera à épaissir potages et sauces.

*
* *

Œufs. — L'œuf est un aliment de choix pour le diabétique. Beaucoup de malades qui s'habituent mal au régime sans farineux, féculents, ont une tendance à maigrir de ce fait ; ils prendront avec profit plusieurs œufs par jour, et un des avantages de cet aliment, c'est de pouvoir être préparé de différentes façons. A ces diabétiques qu'il est nécessaire de remonter, qu'il faut gaver, l'œuf, qui est un gros aliment, sous un petit volume, convient parfaitement. Outre la graisse (30 0/0), il renferme de l'albumine et des lécithines. C'est un aliment exceptionnellement riche en phosphore organique.

Les œufs seront utilisés sous toutes les formes : crus, à la coque, en omelette, sur le plat, durs, à la tomate, au fromage. au jambon, au lard...

Crus, avalés au début du repas, c'est un véritable supplément, car les 60 calories qu'il apporte sont vraiment supplémentaires, le repas n'étant pas moins important pour cela qu'il aurait été sans lui. Par contre, les diabétiques gras devront éviter cet élément de suralimentation.

Tel diabétique qu'il faut tonifier, pourra prendre un œuf battu dans du bouillon, du café, et cela, par exemple au coucher ou dans la nuit. Le liquide qui servira d'excipient, ne doit pas être à une température supérieure à 50°, car, alors, le blanc de l'œuf se prend en un coagulum désagréable.

Le jaune pourra servir à épaissir les potages et les sauces, tandis que le blanc remplacera les pâtes alimentaires dans les potages.

Le diabétique doit prendre ses précautions, afin d'avoir des œufs en toutes saisons. Le meilleur procédé de conservation que nous connaissions, consiste à envelopper l'œuf d'un petit linge, puis de le tremper dans une solution saturée d'acide salicylique ; après quoi, on le laisse sécher à l'air. L'œuf ainsi enduit d'une couche imperméable se conservera parfaitement. Quand ou voudra en faire usage, il suffira de le tremper dans l'eau pour qu'il se débarrasse de cette carapace qui n'a d'autre utilité que de le mettre à l'abri de l'air.

L'œuf qui n'est pas frais est capable des pires méfaits, aussi est-il important de savoir reconnaître un œuf frais d'un œuf vieux. Mis dans l'eau, un œuf, s'il est frais, reste placé horizontalement ; s'il l'est moyennement, il se relève plus ou moins; s'il ne l'est pas, il se relève verticalement ou même il surnage.

*
* *

Poissons. — Les poissons sont bons pour les diabétiques, car ils constituent un aliment richement azoté et gras.

Les poissons gras sont tout particulièrement recommandés ; ce sont, comme poissons de rivière : l'anguille (25 0/0 de graisse), le saumon (12 0/0), le gardon (7 0/0) ; comme poissons de mer : la lamproie (13 0/0), le hareng frais, le maquereau, l'anguille de mer ou congre (9 0/0).

La chair des poissons s'altère très rapidement ; ils doivent donc être consommés très frais. Sont-ils transportés et conservés dans des glacières ? Ils s'altèrent dès leur sortie de l'appareil frigorifique ; ils peuvent alors occasionner de véritables empoisonnements.

Les conserves de poisson rendent service, mais, de même que le poisson frais doit être consommé aussitôt que possible, de même, les poissons de conserve doivent être mangés le jour même de l'ouverture de la boîte de conserve. De nombreux cas d'intoxication ont été observés au voisinage de petits épiciers qui, n'ayant pas un débit suffisant, n'ont pu écouler le jour même le contenu de grandes boîtes, et ont ainsi fait manger à leur clientèle des conserves ouvertes depuis plusieurs jours.

Ce que nous disons là est, d'ailleurs, vrai également pour les conserves de toute nature, mais nous en parlons à ce chapitre, parce que la chair du poisson s'altère tout particulièrement vite.

Telle personne dont le foie est insuffisant sera littéralement empoisonnée par un met, tandis que d'autres mieux portantes, mieux armées, ne seront pas même indisposées : le diabétique dont le foie est souvent congestionné, en état d'insuffisance, est plus que d'autres en état de moindre résistance à l'infection. Il doit donc se méfier plus que d'autres.

La laitance est une substance très nutritive, recommandée. car elle est riche en matières grasses, en matières azotées et très riche en phosphore.

Les poissons salés : la morue, le hareng saur, doivent être dessalés dans plusieurs eaux, car le diabétique doit éviter de prendre du sel en excès.

Les fritures doivent être faites sans farine, matière glycogénique. On pourrait substituer à la farine ordinaire, qui est une farine de froment, de la farine de gluten ou de son parfaitement épuré, mais ces farines contiennent encore de l'amidon. Il vaut donc mieux faire frire le poisson, sans farine, que ce soit dans de la graisse, de l'huile ou du beurre. D'ailleurs, il n'est pas nécessaire d'enrober le poisson de farine pour le faire frire ; la farine ne sert qu'à donner au poisson frit sa couleur dorée, et à empêcher qu'il ne s'effrite trop facilement. Pour qu'un poisson frit sans farine ne s'effrite pas, il suffit qu'il soit extérieurement très sec avant d'être mis à frire. On peut encore passer le poisson dans du blanc d'œuf, avant de le faire frire, au lieu de le rouler dans la farine.

Grillé, le poisson est permis aux diabétiques ; là, il est enduit d'huile, extérieurement, avant d'être frit.

La chair de grenouille est peu nourrissante, par contre, elle est fine, légère, riche en albuminoïdes (24 0/0), mais pauvre en graisse (à peine 1 0/0). Ce ne peut être qu'un plat de fantaisie, car, seul, le train postérieur (10 gr. environ) de l'animal étant comestible, il en faudrait un grand nombre pour obtenir un plat ayant quelque valeur nutritive. Le diabétique pourra manger les grenouilles sautées au beurre, frites dans l'huile ou assaisonnées au vin. La grenouille est bonne, surtout à l'automne ; c'est celle qui est verte de peau qui est la meilleure au goût.

La chair de la tortue de mer est riche en gélatine, moins riche en albuminoïdes (16 0/0), pauvre en graisse (1,6 0/0). Le diabétique la fera cuire au four, ou bien, salée, comme viande de conserve, il la mangera à l'huile et au vinaigre.

*
* *

Viandes. — Toutes les viandes, qu'il s'agisse de viandes de boucherie, de charcuterie, de volaille, de gibier, sont permises. Seule la chair du cheval doit être mise à l'écart, étant donné sa teneur en glycogène.

Les viandes rouges (bœuf, mouton), qui contiennent une grande quantité d'albumine, de musculine, et d'autres principes azotés, sont les plus nutritives ; elles conviennent, dès lors, mieux que les autres, aux diabétiques qui ont grand besoin d'une alimentation réparatrice.

Les viandes blanches (veau, agneau, chevreau, poulet, dinde, pigeon), qui sont surtout riches en gélatine, sont moins nutritives. Ces viandes blanches donnent des gelées de viande qui consistent en une dissolution concentrée et refroidie de gélatine ; ces gelées sont également peu nutritives, mais elles sont agréables au goût et peuvent contribuer à la garniture d'autres plats.

La galantine n'est d'ailleurs pas autre chose que de la viande froide additionnée de gelée.

Les viandes noires sont bien nutritives, mais elles sont échauffantes, or, les diabétiques doivent aller aisément à la selle ; ils n'en abuseront donc pas.

Les viandes grasses étant recommandées, puisque les graisses le sont, il est à noter que la plus grasse est celle du porc avec 38 0/0 de graisse, puis vient celle du mouton avec 35 gr. 0/0. Des volailles, l'oie est la plus grasse, avec 40 0/0 de matières grasses ; la dinde contient 16 0/0 de graisse ; par contre, les autres volailles (poulet, pigeon, canard), ne contiennent que 2 à 6 0/0 de graisse. Les gibiers sont trop vagabonds pour n'être pas maigres ; la caille, elle-même, réputée par son embonpoint, ne possède, en moyenne, que 8 0/0 de graisse.

Les viandes piquées, qui ne sont autres que des pièces de viande garnies transversalement de bandes de lard, sont très recommandables, car le lard contient moitié son poids de graisse.

La viande de porc, outre sa richesse en graisse, est riche

en matières protéïques, aussi compte-t-elle parmi les meilleures. Travaillés par le charcutier, les différents éléments du porc restent des aliments permis aux diabétiques ; le boudin, lui-même, qui est fait avec le sang de l'animal est inoffensif. On entend par boudin blanc, un boudin de chair de poisson cru, de ris de veau, de blanc de volaille, de mie de pain qui a trempé dans du lait, le tout haché, pilé, constituant une pâte ; c'est donc là une préparation interdite. Bien que ce soit le charcutier qui vende le boudin blanc, ce n'est pas un mets de charcuterie. Le petit salé doit être bien dessalé, car l'abus du sel ne vaut rien ; associé aux choux, il constitue un plat très reconstituant.

Les gibiers sont souvent consommés faisandés ; les diabétiques auraient tort d'abuser d'aliments susceptibles de détraquer leur estomac, car ils ont besoin d'un bon tube digestif qui puisse leur permettre de maintenir leur équilibre nutritif.

Les viandes de triperie sont permises comme les autres, à l'exception du foie, trop riche en glycogène (jusqu'à 16 0/0). Le ris de veau, d'une très grande richesse en nucléine, la cervelle, riches en lécithines et en phosphore, en albumine et en graisses, sont excellents. Le fagoue, qui n'est autre chose que le pancréas est susceptible d'être un véritable agent thérapeutique. Aux diabétiques dont le pancréas paraît insuffisant, on fera donc faire un traitement opothérapique en leur faisant prendre à l'un des repas 80 à 100 grammes de pancréas de mouton, de bœuf ou de porc.

Les parties gélatineuses, pieds de veau, de mouton, tête de veau, sont peu nutritives ; mais accommodées avec de l'huile, elles constituent un plat très convenable.

La moelle qui contient près de 90 0/0 de graisses phosphorées est un aliment réparateur recommandable ; d'ailleurs, ne combat-on pas opothérapiquement l'anémie, à l'aide de moelle d'animaux en formation ?

Les diabétiques sans dénutrition, dont nous nous occupons dans ce chapitre, peuvent-ils donc manger de la viande sans limite ?

En principe, la viande leur est absolument permise ; néanmoins, ils ne doivent en prendre que raisonnablement. Beaucoup de diabétiques se voyant privés de féculents et d'aliments sucrés, qui sont des aliments très nutritifs, se rejettent sur la viande qui leur plaît et qui leur est permise ; ils en abusent d'autant qu'ils sont gros mangeurs, et arrivent à en prendre des quantités considérables, ce qui n'est pas sans inconvénients, car ce régime carné, riche en protéïdes et en nucléoprotéïdes, outre qu'il augmente les putréfactions intestinales, qu'il fatigue le foie et les reins, qu'il empoisonne et conduit à l'artériosclérose, provoque la dyscrasie acide, qui se traduit, dans les urines, par un excès d'ammoniaque et l'apparition d'acétone, d'acide diacétique et d'acide β oxybutirique, et qui peut conduire au coma diabétique.

Le diabétique ne devra donc pas abuser de la viande et attendre l'apparition de phénomènes graves pour se rationner.

C'est encore l'analyse d'urines qui permettra de donner un conseil certain : si l'élimination d'urée est supérieure à la moyenne, la viande doit être rationnée. Si cette élimination est inférieure ou égale à 0 gr. 40 par kilogramme du poids du malade, une ration relativement élevée sera donnée, c'est-à-dire d'environ 300 gr. par jour pour un sujet de 60 kg., de 400 gr. pour un sujet de 80 kg., de 500 gr. pour un sujet de 100 kg. ; si, au contraire, l'élimination d'urée dépasse 0 gr. 40, il faut réduire la quantité de viande, quitte à augmenter la ration de graisse.

D'une façon générale, l'homme jeune a droit à une quantité plus élevée de viande que l'homme d'un certain âge. En été, la ration de viande doit être diminuée au profit de la ration de légumes ; à cette époque, d'une part, la digestion des viandes est plus difficile, d'autre part, tous les légumes s'offrent à notre choix.

*
* *

Graisses. — Les diabétiques qui jouissent d'un bon tube digestif peuvent user, sans limite, des matières grasses sous toutes les formes : c'est-à-dire qu'ils peuvent prendre ces substances grasses en nature et en combinaison avec d'autres aliments, qu'il s'agisse de saindoux, de beurre, de margarine, de graisse de coco, d'huile d'olives, de noix, d'arachide.

Ces produits sont souvent trafiqués, frelatés, mais ces traficages ne consistent qu'en la substitution d'une graisse de moindre qualité à une autre meilleure. Ne nous plaçant qu'au point de vue diabétique, nous n'avons rien à dire à cela ; c'est ainsi que cetains beurres vendus dans les grands centres ne sont qu'un mélange dans des proportions variables de beurre vrai et de margarine ou graisse de bœuf fondue. Toutefois, il est un beurre artificiel trop répandu, puisqu'à Paris seulement, il s'en vend plus de 10.000 kilogs par jour, qui renferme une certaine quantité de lactose ; c'est celui qui est obtenu de la façon suivante :

« On malaxe la margarine pure, et l'on y ajoute du lait non écrémé, frais, dans la proportion de 40 à 60 litres de lait pur par 100 kilogrammes de margarine.

« Mais auparavant, comme la margarine se durcit vite, on lui adjoint, dans la proportion de 20 à 30 0/0, une graisse végétale neutre : généralement l'huile d'arachide, de sésame ou de coton, cela à cause de leur bas prix. Ce mélange se fait dans une chaudière pourvue d'agitateurs : c'est alors qu'on ajoute le lait dans la proportion indiquée plus haut.

Cet agréable mélange (margarine, huile et lait) est introduit dans une baratte, et, comme s'il s'agissait de vulgaire beurre, on tourne la baratte pendant cinquante minute environ, c'est-à-dire jusqu'à ce que la graisse se forme en masse grenue (comme le beurre). Alors, on retire la partie liquide de la graisse, on lave, on malaxe, toujours comme pour le beurre naturel. Le beurre artificiel est mis en mottes ou en pains, et vendu en fraude (1). »

Le prix élevé des graisses, beurre, etc.. a conduit les consommateurs à faire usage, depuis quelques années, de beurres végétaux, de graisse de coco (végétaline, cocose, etc.) ; beaucoup de malades, toutefois, hésitent à en faire usage. Qu'ils reçoivent l'assurance que cette graisse végétale, qui provient du cocotier, si répandu dans nos colonies, présente toutes les qualités des graisses animales. On peut, d'ailleurs, associer ces diverses graisses dans un même plat, une petite proportion de beurre aromatisant un mets préparé à la cocose.

De même, l'huile d'arachide, qui provient d'une légumineuse, peut être substituée aux huiles d'olives et de noix, qui sont d'un prix plus élevé, sans posséder une valeur calorique supérieure.

L'huile de sésame, extraite de la graine de sésame, mérite la même mention : elle est, d'ailleurs, justement estimée des Indous, des Chinois, des Arabes, sous divers noms.

La cuisine à l'huile est, certes, moins agréable que la cuisine au beurre, mais à moins qu'il ne s'agisse de cuisine à l'anglaise (mets beurrés seulement au moment de servir), diététiquement elle la vaut.

*
* *

Légumes. — Les légumes herbacés devront être abondamment servis aux diabétiques. Ces malades ont gros appétit ; ils sont gros mangeurs ; ils doivent garnir leur estomac, le plus souvent dilaté, afin de ne pas se lever de table avec la faim ;

____

(1) Dr Satre, de Grenoble.

c'est avec les légumes herbacés qu'ils doivent compléter leur repas. Hélas ! beaucoup sont des amateurs de viande, sont des gourmets et accueillent d'autant moins volontiers les légumes frais, que ces derniers sont les déshérités de notre cuisine moderne. Toutes les attentions des cuisinières vont, en effet, aux plats de viande, tandis que les plats de légumes sont préparés rapidement et au dernier moment, alors que la plupart d'entre eux gagneraient tant à être longuement cuits, à mijoter !

Les légumes frais devant occuper une place importante sur la table du diabétique, il convient que leur préparation soit soignée ; ainsi, le malade acceptera plus volontiers ces végétaux dont son organisme ne se lassera jamais.

Les légumes frais sont d'autant meilleurs qu'ils ont été mieux égouttés, qu'ils ont davantage perdu leur eau de cuisson. A cet effet, on fera même séjourner au four les légumes cuits, après égouttage et avant de les préparer finalement au beurre, mais afin d'éviter qu'au four leur couche superficielle ne se gratine, il faut les recouvrir d'un couvercle muni d'une petite cheminée par laquelle les liquides peuvent s'évaporer.

Les légumes présentent l'avantage d'alcaliniser le sang, de reminéraliser les tissus. Ils ne contiennent que des traces insignifiantes d'hydrate de carbone, qu'ils abandonnent en partie avec leur eau de cuisson, quand ils sont consommés cuits ; d'ailleurs ils ne renferment que de la lévulose, de l'inuline qui sont peu nocifs, c'est dire qu'ils conviennent parfaitement aux diabétiques.

Ce n'est pas à dire que crus, ils leur soient déconseillés ; bien au contraire, en salade, accommodés avec beaucoup d'huile, ils sont excellents, mais il doivent au préalable avoir été bien lavés.

Ces légumes herbacés ont une double action sur le tube digestif : leur trame cellulosique calme la faim au moment du repas, en garnissant l'estomac, tandis qu'ultérieurement, en provoquant par leur volume les contractions péristaltiques intestinales, elle en favorise l'évacuation. Il en résulte que le malade qui a gros appétit (c'est le cas le plus général) devra commencer son repas par le plat de légumes frais qui le rassasiera, tandis que celui qui n'a pas d'appétit, qui ne se maintient pas en équilibre de poids devra prendre d'abord des mets nutritifs.

A recommander, parmi ces légumes herbacés, l'épinard, d'une minéralisation totale sans pareille (phosphore, manganèse, chaux), qui est des plus riches en potasse (5 0/00) : après lui, vient le chou (2,5 0/00) presqu'aussi richement minéralisé, mais d'une digestion plus difficile. Le chou-fleur contient de l'arsenic, du manganèse, de la silice.

La choucroute, qui n'est autre que du chou cabus divisé en minces lanières, et fermenté au contact d'un excès de sel et de baies de genièvre, est exempte d'amidon ; elle est permise, mais elle devra, au préalable, être dessalée par l'ébullition dans deux eaux successives et bien égouttée : en effet, le diabétique doit éviter l'alimentation trop riche en chlorure de sodium, d'une part, parce que le sel provoque la soif (or, le diabétique est normalement torturé par la soif) ; d'autre part, parce que tout diabétique a des raisons de ménager son rein, que le sel peut irriter.

Les feuilles d'ansérine vertes peuvent être mangées en guise d'épinards ; les côtes de poirée à cardes un peu laxatives, sont analogues au cardon.

Les feuilles vertes de pissenlit qui sont trop dures pour être mangées en salade, peuvent être consommées comme des épinards (les faire bouillir, égoutter, laver dans l'eau froide, puis les hacher avec soin), à une époque à laquelle on ne saurait trouver encore des épinards, en mars.

Les jeunes pousses de laitue vivace qui portent, suivant les pays, les noms de crille, chevrille, égreville, créviliote, gréviliolote, etc., seront mangées en salade également à une époque dépourvue de salade commune ; elle est plus tendre que le pissenlit et a moins d'amertume.

Les diverses salades seront accomodées avec beaucoup d'huile pour être rendues plus nutritives, mais elles devront être mastiquées avec soin pour être tolérées par les estomacs un peu délicats.

Les asperges tendent à augmenter la polyurie, déjà très accentuée chez le diabétique, mais elles n'augmentent pas sensiblement la glycosurie ; elles seront donc permises, en petite quantité au diabétique non polyurique. Plus encore que l'asperge, l'oignon provoque la polyurie et cette action diurétique qui tient à la présence d'essences et d'acétate de potasse est surtout marquée avec l'oignon cru, au reste, l'oignon renfermant du sucre cristallisable et incristallisable n'est pas permis aux diabétiques. L'ail est également un diurétique dont les diabétiques n'ont nul besoin.

Les jeunes pousses de houblon peuvent être mangées en guise d'asperges.

Nous permettons la courge, malgré son goût sucré ; son analyse ne décèle que 5 0/0 d'hydrate de carbone.

Parmi les légumes permis, nous en avons indiqués certains qui sont considérés comme mauvais par d'autres auteurs, le topinambour, le salsifis par exemple ; or, ces légumes contiennent un sucre spécial, l'inuline, que le diabétique peut prendre sans inconvénient.

Les champignons doivent, plus que d'autres, être blanchis ; une bonne ébullition suivie de quelques lavages à l'eau froide leur fera perdre les traces d'hydrate de carbone qu'ils contiennent et surtout les rendra moins nocifs s'ils sont suspects ; or, avec les champignons, les plus experts peuvent se tromper. Les champignons supportent très bien l'ébullition, sans que leur sapidité n'y perde rien, sans que leur arôme s'affaiblisse sensiblement. Grâce à cette précaution, les champignons réputés pour leur toxicité deviennent inoffensifs, d'après certains auteurs. Nous engageons toutefois les amateurs à être méfiants.

La tomate présente l'avantage de renfermer du fer ; les analyses récentes ont établi que certaines espèces en sont assez riches.

Les légumes frits sont permis, qu'il s'agisse de fritures grasses, faites dans de la graisse de rognons de bœuf ou de veau ; qu'il s'agisse de fritures maigres, faites dans du beurre ou de l'huile d'olives. Les graisses s'associent parfaitement aux légumes ; il faut en profiter puisque les diabétiques ont besoin d'en prendre beaucoup. La valeur alimentaire d'un plat de légumes réside plus dans son assaisonnement que dans le légume lui-même.

Le diabétique doit donc s'organiser pour avoir sa table abondamment pourvue en légumes divers ; nous ne saurions trop engager ceux qui le peuvent, à avoir un jardin potager où ils récolteront les légumes qui leur conviennent.

« Voici, disait Bouchardat, l'ordre que peut suivre le diabé
« tique, possesseur d'un jardin, pour cultiver des plantes qui
« lui fourniront des salades pendant toute l'année : mâche, pis-
« senlit, crille, laitue, romaine, chicorée, escarolle, qui se
« conserve bien jusqu'au retour de la mâche. »

Ainsi, il aura des salades pendant toute l'année.

Le diabétique' doit faire des conserves de légumes ; il peut traiter bien des légumes comme les Alsaciens traitent les choux pour faire la choucroute. On trouve d'ailleurs dans le commerce, conservés par le procédé d'Appert, des asperges, des haricots verts, des fonds d'artichauts...

Les légumes secs, pois, haricots, lentilles, contenant beaucoup d'hydrate de carbone sont naturellement interdits, mais il est une autre graine de légumineuses qui peut, chez certains diabétiques, à haute tolérance, rendre service ; c'est la graine de soja qui, elle, contient beaucoup moins d'hydrate de carbone, beaucoup plus de matières grasses et de matières albuminoïdes. Voici d'ailleurs, la composition comparative de ces graines de légumineuses :

	Pois	Haricots	Lentilles	Soja
Eau	14	14,8	12,5	11,3
Matières albuminoïdes....	23	25,8	25	37,8
Matières grasses	1,7	1,6	1,8	20,9
Hydrate de carbone......	55,8	49,5	54,6	24
Fibreux	5	7	3,6	2,2
Cendres	2,5	5,1	2,5	3,8
	100	100	100	100

Toutefois, la graine de soja ne peut pas être consommée de la même façon que nos pois, nos haricots, nos lentilles, car quand on la soumet à l'ébullition, elle durcit et devient immangeable ; elle doit être réduite en farine.

*
* *

Pommes de terre. — On a pu être surpris de voir dans notre tableau de régime fondamental, la pomme de terre parmi les légumes interdits, alors que depuis quelques années, sous l'influence des idées du Professeur Mossé, beaucoup de médecins l'ont, non seulement autorisée, mais conseillée aux diabétiques; alors qu'il est devenu presque classique de conseiller à ces malades de substituer la pomme de terre au pain.

Nous nous empressons, toutefois, de déclarer que nous sommes loin de songer à écarter la pomme de terre de la table du diabétique ; bien au contraire, nous la considérons comme un aliment précieux pour lui, un de ceux auxquels il doit avoir recours, mais non sans mesure.

Nous aussi, nous avons, en un temps, permis sans réserves les pommes de terre à nos diabétiques, et c'est précisément parce que nous avons maintes fois constaté les inconvénients de cette façon de faire, que nous lui avons enlevé tout privilège, et qu'aujourd'hui dans notre régime fondamental, nous ne la distinguons pas des autres farineux. C'est seulement un farineux assez peu chargé en hydrate de carbone ; en effet, la pomme de terre contient en moyenne 20 0/0 d'amidon, tandis que le pain ordinaire en renferme de 55 à 60 0/0. Toutefois, son alcalinité peut expliquer la faveur dont elle jouit auprès de certains médecins ; à ce titre, elle mérite d'être préférée à d'autres féculents.

Nous voyons, chaque année, de nombreux diabétiques qui ne peuvent diminuer leur glycosurie, malgré un régime des plus sévères. Ces malades prennent quotidiennement, suivant l'affirmation qu'on leur a donnée, que la pomme de terre leur est inoffensive, 1.000 à 1.500 gr. de ce légume en guise de pain. Ils se désespèrent de voir leur sucre persister à haute dose dans leurs urines ! Or, nous voyons toujours leur sucre diminuer par le rationnement à l'égard de ce légume.

Il existe, en effet, des diabétiques qui peuvent manger d'assez fortes quantité de pommes de terre sans avoir de glycosurie : ce sont des diabétiques à forte tolérance hydro-carbonée, qui pourraient également prendre, sans avoir de sucre, des quantités relativement élevées d'autres farineux.

Comme l'ont montré Marcel Labbé, Rathery, les pommes de terre ne sont supportées que dans la mesure où l'organisme qui les ingère, tolère les hydrates de carbone. Elles ne méritent ni plus ni moins que d'être considérées comme un aliment farineux qui apporte 20 0/0 d'hydrate de carbone. Ce chiffre 20 0/0 n'est pas absolu, ni constant ; en effet, d'une part, certaines espèces de pommes de terre contiennent plus de fécules que d'autres ; d'autre part, la pomme de terre, quand elle est nouvelle, contient moins de fécule que quand elle est vieille. Ces chiffres, varient de 16 à 24 0/0. Avec le chiffre moyen de 20 0/0 nous sommes, le plus souvent, à peu près dans le vrai.

Il est à noter également que la pomme de terre bouillie, qui a abandonné à son eau d'ébullition une partie de son amidon, en apporte moins à l'organisme que la pomme de terre frite, dont, au contraire, l'amidon a été emprisonné par la graisse.

La pomme de terre est d'autant plus tonifiante qu'elle est plus riche en sels de potasse ; or, certaines en contiennent près de 6 gr. 0/00 ; ce sont celles qui ont poussé en terrain granitique, tandis que celles qui ont poussé dans les terres grasses, argileuses, cuisent mal, sont mauvaises au goût et sont moins nutritives.

Au total, la pomme de terre est un des aliments les plus importants, les plus utiles pour le diabétique. Or, il est une période de l'année, où la pomme de terre ancienne germe, et devient, dès lors, moins bonne pour la consommation, tandis que la pomme de terre nouvelle n'existe pas encore. Cette germination commence dès mars, tandis que ce n'est pas avant le mois de juillet que la pomme de terre nouvelle est assez faite pour pouvoir émettre la prétention de remplacer le pain. Il y a grand intérêt pour le diabétique à conserver un lot de pommes de terre à l'abri de la germination.

A cet effet, de bonne heure, afin d'éviter toute germination, et en tout cas, au plus tard quand arrive avril, c'est-à-dire avant l'apparition des germes, après avoir trié le lot à conserver, en éliminant les pommes de terre entamées lors de l'arrachage, il faut détruire les yeux avec un couteau à lame pointue, ou encore, avec un porte-plume armé d'une plume retournée dont on se sert comme d'une gouge. Ainsi opérée, la pomme de terre ne s'altère plus. En juillet, elle sera aussi comestible qu'en janvier, mais ce procédé ne saurait convenir pour une maison de régime, pour un hôtel, qui doit conserver une quantité importante de pommes de terre.

Pour le traitement de quantités importantes, M. Schribaux, directeur de la Station d'essais de semences, préconise le trempage pendant 10 à 12 heures dans une eau légèrement additionnée d'acide sulfurique. Les résultats sont excellents. Avec des pommes de terre à peau mince, telles que la Hollande, il n'est besoin que d'une eau renfermant 1,5 0/0 d'acide. Avec les variétés à grand rendement dont la peau est plus épaisse, la dose doit être de 2 à 2,5 0/0. La même solution peut servir presque indéfiniment. Un hectolitre de solution suffit au traitement de 100 hectolitres de pommes de terre.

Etant donné sa grande dilution, le liquide est sans danger pour les mains et les vêtements. On pourrait même en boire impunément. C'est dire que les tubercules traités sont susceptibles des mêmes usages que les tubercules ordinaires. Mais il convient de remarquer : 1° qu'ils doivent être lavés avant traitement, s'ils proviennent d'une terre renfermant du calcaire, c'est-à-dire faisant effervesvence quand on l'humecte avec du vinaigre ; 2° que, pour le trempage, il faut se servir de futailles défoncées, ou de cuviers en bois, car l'acide attaque les auges en pierre, ainsi que les récipients métalliques, autres que ceux doublés de plomb. Il n'y a pas à craindre d'altérer les bois.

Pour opérer avec certitude, M. Schribaux recommande de faire un essai préalable avec une vingtaine de pommes de terre correspondant à la moyenne du lot à conserver. On reconnaîtra que les yeux sont aveuglés à une légère dépression de la surface, qui apparaît quelques heures après le trempage. Au bout de peu de jours, l'œil est remplacé par une espèce de bouchon de liège qui s'enlève facilement à la pointe du couteau.

Bien entendu, après avoir retiré les tubercules du liquide, on doit les laisser s'égoutter aussi complètement que possible avant de les emmagasiner, et même après un égouttage de quelques heures, on peut enlever l'humidité qui pourrait rester encore dans les yeux, en saupoudrant légèrement les pommes de terre de phosphate de chaux fossile (50 kg. environ suffisent pour 3.000 kg.).

Les tubercules ainsi égermés se conservent facilement pendant des mois.

La germination aura d'ailleurs été retardée autant que possible par un emmagasinage raisonné : dès la récolte, les pommes de terre auront été *ressuyées* après l'arrachage (sur le champ même, si le temps est sec ; sous un hangar dans le cas contraire), puis, elles auront été placées dans un local obscur, sec, bien aéré, et dans lequel la température sera assez élevée pour qu'elles ne gèlent pas, mais assez basse cependant, pour retarder la germination.

L'idéal serait que cette température se maintînt entre 5 et 10 degrés. Pour mieux aérer, il sera bon de donner de l'air de temps à autre par temps doux. L'obscurité est nécessaire, car la lumière provoquerait le verdissement des tubercules et les rendrait inutilisables pour l'alimentation. Une cave profonde et saine, un cellier abrité conviennent ; les greniers remplissent rarement les conditions requises.

On ne doit pas laisser les pommes de terre en sacs ou en caisses, ni les déposer sur le sol même ; il faut les mettre sur de la paille bien sèche, ou mieux encore, sur une claie, un lit de fagots, ou sur quelques planches reposant sur des solives et formant un plancher légèrement surélevé. On assure ainsi le passage de l'air sous la masse. Dans un but analogue d'aération, si les tas à conserver sont volumineux, il est bon de disposer horizontalement et verticalement des fagots à l'intérieur.

Par la suite, il n'y a plus qu'à visiter fréquemment les pommes de terre en les déplaçant, afin d'éliminer aussitôt celles qui paraîtraient en voie d'altération. S'il s'en trouvait de précocement germées, il faudrait sans retard les débarrasser de leurs germes.

Cette germination doit être absolument évitée, non seulement parce que les pommes de terre perdent de leurs qualités, mais aussi parce que la germination s'accompagne de la formation de solanine qui peut provoquer des intoxications sérieuses (diarrhée, vomissements, dilatation pupillaire). Cette solanine étant surtout cantonnée au voisinage des pousses, les pommes de terre largement égermées ne présentent plus aucun danger, tandis qu'il est imprudent de manger les pommes de terre et leurs germes.

*
* *

Sauces. — Les sauces jouent un grand rôle en cuisine ; ce sont elles qui font varier les mets. Or, dans beaucoup d'entre elles entre de la farine ou de la fécule, éléments interdits aux diabétiques. Beaucoup de sauces doivent donc être tenues à l'écart de la table du diabétique ; il en est ainsi de la sauce la plus communément employée, la béchamel ou sauce blanche ; on peut toutefois, dans la préparation de cette sauce, au lieu de farine de blé, ou de fécule de pomme de terre, employer de la farine pure de gluten ou de son épuré : ces derniers éléments ne sont pas complètement privés d'amidon, mais ils en contiennent peu. Les farines de gluten de certaines maisons ne renferment presque pas d'amidon ; il en est d'autres qui en renferment relativement beaucoup !

Chez les **diabétiques** qui ont une certaine tolérance à l'égard des hydrates de carbone et auxquels, dès lors, on peut permettre une quantité limitée de farineux, il y a avantage à remplacer la farine de blé ou la fécule de pomme de terre, qui sont d'usage courant, par de la fécule d'arrow-rot, car une très faible quantité de cette dernière suffit pour lier une sauce ; là où 100 gr. de farine sont nécessaires, 10 gr. d'arrow-rot suffisent.

En cuisine, cette farine d'arrow-rot présente un autre avantage, celui de faire une sauce instantanément ; tandis qu'il est nécessaire, si l'on veut une sauce à la farine ordinaire, de goût agréable, de faire cuire longuement cette farine qui, sans cette précaution, a mauvais goût. Il suffit de faire cuire un instant la farine d'arrow-rot, qui, elle, est sans goût. Au premier bouillon, la sauce à l'arrow-rot est faite.

L'arrow-rot est une fécule retirée de diverses racines et de divers rhizomes (cultivés à la Jamaïque).

Sont permises, les sauces mousseline, hollandaise, mayonnaise, beurre noir, béarnaise, maître-d'hôtel, rémoulade, tartare.

Les sauces seront peu chargées en vinaigre, car il renferme des acides ; or, les acides entravent le mouvement nutritif. On pourra, d'ailleurs, lui substituer du jus de citron.

On peut épaissir les sauces, à défaut de farine, avec la crême du lait, ou avec des jaunes d'œufs ; certaines autres peuvent être épaissies avec du sang.

La sauce mayonnaise est d'une grande ressource pour le diabétique, car elle s'associe bien à tous les mets froids : viande, poisson, légumes, salade même.

Voici deux recettes de sauces qui, non seulement, répondent aux exigences du régime du diabétique, mais qui, encore, conviennent aux nombreux malades qui ne doivent pas consommer de beurre cuit :

Sauce hollandaise aux œufs : Mettez dans un bol un quart de bon beurre, deux jaunes d'œufs, un peu de sel et un jus de citron bien mûr.

Ayez une casserole avec de l'eau bouillante et placez-y le bol en veillant à ce que l'eau n'y pénètre pas. Tournez la sauce jusqu'à consistance d'une bouillie et servez.

Sauce beurre mousseux (VUILLOT) : Travaillez au fouet 100 gr. de beurre fin, ramolissez en pommade ; ajoutez un gramme de sel fin et quelques gouttes de jus de citron, puis additionnez petit à petit de trois centilitres d'eau tiède en fouettant continuellement. On peut terminer cette sauce en lui ajoutant une cuillerée de crême fouettée.

Ces deux sauces peuvent accompagner viandes, poissons et légumes.

*
* *

Condiments. — Les condiments acides, tels que vinaigre, cornichons, câpres, pikles, curry, piccalilli, ne conviennent pas aux diabétiques, car leur abus pourrait contribuer à diminuer l'alcalinité du sang, sans laquelle la combustion du sucre dans les tissus ne se fait pas ; toutefois, ce sont des stimulants du tube digestif qui rendent service dans certains cas, en réveillant l'appétit, mais, sauf dans le cas des diabétiques anoréxiques, on les évitera et on leur substituera le jus de citron, qui, malgré une grande acidité toute particulière, est un agent d'alcalinisation, car les acides citrique, tartrique, malique des fruits se transforment dans l'organisme en acide carbonique, d'où résulte la formation de carbonate de potasse, qui lui, est un excellent agent d'alcalinisation. M. Marcel Labbé, de Paris, a démontré que l'ingestion de deux jus de citron à la fin d'un repas, produisait la même alcalinisation qu'une cuillerée à café de bicarbonate de soude.

Les diabétiques ne doivent pas trop saler leurs aliments ; en effet, d'une part, il semble que l'abus du sel augmente la glycosurie ; d'autre part, une alimentation trop salée provoque la soif qui, chez le diabétique, est déjà trop vive.

On peut remplacer le sel par le tartrate de soude, qui a une saveur salée, sans amertume, à raison de 10 gr. quotidiennement ; une dose supérieure pourrait produire un effet laxatif, ce qui est parfois avantageux.

Les diabétiques peuvent-ils faire usage, pour remplacer le sucre, de saccharine ? Oui, ils le peuvent, car elle n'est pas toxique, mais à condition d'en faire un usage modéré, car, à trop fortes doses, certains estomacs pourraient se révolter. On peut, d'ailleurs, tant pour combattre l'acidité de la saccharine que pour éviter toute irritation gastro-intestinale, adjoindre un peu de bicarbonate de soude aux préparations (entremets, desserts) sucrées à la saccharine : une cuillerée à café pour un entremets, dans la préparation duquel on aurait mis trois ou quatre comprimés de saccharine. Toutefois, cette pratique diminue un peu le pouvoir sucrant de la saccharine.

La saccharine est extraite de la houille ; elle sucre, à poids égal, cinq cents fois plus que le sucre ; je n'ai jamais observé de complications consécutives à son usage, mais il faut bien comprendre que c'est un condiment sucré sans valeur alimentaire. MM. Brouardel et Pouchet, dont le rapport fameux a été cause de l'interdiction de la saccharine en France, ont estimé que cette substance empêchait l'action des diastases saccharifiantes sur les amylacés. Les diabétiques ne prenant que peu d'amylacés, il en résulte que la saccharine présente moins d'inconvénients chez eux que chez des sujets s'alimentant normalement.

Voici d'ailleurs un tableau indiquant la dose moyenne de sucre employée à l'édulcoration et la dose moyenne de saccharine nécessaire pour la remplacer.

		Sucre	Saccharine
Vins mousseux, ... p. litre		50 gr.	0 gr. 100
Cidres et poirés	»	10 gr.	0 gr. 20
Eaux-de-vie	»	8 gr.	0 gr. 17
Liqueurs	»	350 gr.	0 gr. 700
Sirops	»	650 gr.	1 gr. 300
Limonades	»	60 gr.	0 gr. 140
La tasse de café ou thé.......... 125 cl.		12 gr.	0 gr. 025
Confitures, gelées, marmelades p. 100 gr.		50 gr.	0 gr. 100
Fruits confits	»	50 gr.	0 gr. 100
Crèmes, glaces, sorbets......	»	30 gr.	0 gr. 300
Fruits conservés en liquide sucré	»	20 gr.	0 gr. 045
Compotes	»	20 gr.	0 gr. 045
Chocolats et cacaos sucrés....	»	65 gr.	0 gr. 130

On peut aussi sucrer les mets à l'aide de la glycérine, mais il faut être prudent, car des quantités élevées de glycérine pourraient intoxiquer ; il faut employer une glycérine pure.

*
* *

Fromages. — En principe, tous les fromages sont autorisés, depuis le simple lait caillé qui, additionné de crème fraîche, est très nutritif et très bon, jusqu'au fromage fermenté, mais, nous le répétons encore, le diabétique doit éviter toute alimentation susceptible de provoquer des troubles dyspeptiques, car il a besoin de se conserver un bon tube digestif. Qu'il s'abstienne donc de fromages fermentés, de fromages forts, tandis qu'il pourra prendre avec profit les fromages frais tels que le fromage à la crème, le Gervais, qui est très gras ; il pourra prendre les fromages cuits qui sont très nutritifs, car très azotés et très gras, et qui ne sont pas du tout toxiques, tel le Gruyère qui, entre tous, doit mériter la préférence, comme étant fait avec le lait total, tel le Parmesan, l'aliment le plus riche en phosphore qui est moins gras, car il est fabriqué avec du lait partiellement écrémé. Les fromages gras (Brie, Mont-d'Or, Marolles, etc.), quand ils sont bien tolérés par l'estomac, seront d'autant préférés que leur fabrication transforme la lactose du lait en principes inoffensifs.

On peut, avec les fromages, imaginer des mets variés et appétissants. C'est ainsi que Bouchardat a rapporté l'exemple d'un de ses diabétiques qui en choisissant bien ses Gruyères. en les faisant rôtir, en les associant avec d'excellente huile d'olives, un peu de vinaigre et de moutarde, préparait un mets relevé, certes, mais très agréable.

Certains amateurs sucrent le fromage à la crème au moment de le prendre ; il est superflu de spécifier que cette pratique est interdite.

Le fromage de Soja, mets préféré des Japonais (Tofu), des Chinois (Téou-fou), des Annamites (Dau-Phu), est obtenu par la coagulation d'un lait de Soja (1) concentré, à l'aide d'une

---

(1) Le lait de Soja est obtenu par la macération des graines de Soja dans de l'eau ; il n'a rien de commun avec le lait de vache, si ce n'est son aspect.

solution de chlorure de magnésium ou d'eau-mère de marais salants diluée ; ce n'est donc pas un fromage à proprement parler, et c'est uniquement son appellation qui nous en fait parler dans ce chapitre. Cette préparation ne contient que 4,33 0/0 de matières grasses, et 1,30 0/0 de matières azotées, c'est dire qu'elle n'est pas très nutritive, mais elle ne renferme pas d'hydrate de carbone. Elle est donc permise.

Le fromage de soja doit être consommé le jour même, ou le lendemain de sa préparation ; toutefois, desséché, il peut être conservé plusieurs mois. En Orient, on le consomme après l'avoir fait cuire dans une décoction de rhizome de curcuma. L'usine des Vallées (Seine) fournit ce fromage, comme les autres produits à base de soja.

*
* *

Pâtisserie. — Le sucre et la farine étant interdits, les pâtisseries le sont, car habituellement, ce sont là les principaux éléments constitutifs de la pâtisserie.

Le sucre peut être remplacé par de la saccharine, par de la glycérine, par... du sel même.

La farine de blé, la fécule peuvent être remplacées par de la farine de gluten pure, ou par du son épuré. Ainsi, on peut fabriquer des gaufres au gluten ou au son, des crêpes au gluten.

Voici une formule de gâteau pour diabétique, que Bouchardat a indiquée : « Prenez un demi-litre d'eau, 100 gr. de beurre, et du sel en quantité suffisante. Faites bouillir ; retirez du feu ; ajoutez 250 gr. de farine de gluten ou de son épuré ; mêlez intimement ; reportez sur le feu et agitez vivement, afin d'obtenir une pâte très ferme ; retirez du feu et laissez refroidir cinq minutes ; ajoutez alors en remuant 3 à 6 œufs très frais ; puis divisez en petites galettes de l'épaisseur du doigt et de la largeur d'une assiette; terminez enfin l'opération en faisant cuire à feu doux pendant une demi-heure environ. »

Le cacao renferme 40 0/0 d'hydrate de carbone ; il est donc interdit ainsi que le chocolat qui en renferme 65 0/0. Toutefois une tasse de cacao à l'eau pourra être permise aux diabétiques qui jouissent d'une certaine tolérance, en considérant qu'il ne faut que 10 grammes de cacao en poudre pour préparer une tasse de cacao qui renfermera par conséquent 4 grammes seulement d'hydrate de carbone.

Fruits. — Les fruits sont presque tous sucrés, à l'exception des amandes, noix, noisettes, pistaches, amandes du pin pignon, qui sont permis, sans réserve, aux diabétiques, d'autant qu'ils sont très nutritifs par suite de leur richesse en corps gras. Il est nécessaire de bien les mastiquer, car leurs principes alimentaires sont emprisonnés dans une gangue celluleuse qu'il faut dissocier. Le Dr Monteuis, de Nice, conseille à ses malades de râper ces fruits durs dans un moulin, puis de les manger à l'aide d'une petite cuiller. Il a certainement raison.

Les moins sucrés (myrtilles, framboise, fraise, groseille à maquereau), contiennent de 7 à 11 0/0 de matières sucrées, mais il est juste de dire que dans le fruit, à côté du glucose et de la saccharose, mauvaise pour le diabète, se trouve de la lévulose qui peut être ingérée sans inconvénients, aussi peut-on permettre ces fruits, au naturel, quand la tolérance hydrocarbonée est appréciable.

Certains fruits varient dans leur composition suivant l'époque ; c'est ainsi que l'orange récoltée en décembre, janvier, est beaucoup moins sucrée que celle de mars et d'avril, que les fruits à pépins contiennent moins de sucre quand ils ne sont pas encore très mûrs.

La fraise est, somme toute, le moins sucré des fruits doux.

Les fruits secs sont beaucoup plus sucrés que frais : c'est ainsi que tandis que la figue fraîche contient 19 0/0 d'hydrate de carbone, la figue sèche en contient 63 0/0 ; de même la prune, en contient 18 0/0, tandis que le pruneau arrive à 68 0/0 ; le raisin frais 19 0/0, tandis que sec, il dépasse 70 0/0.

Les fruits cuits au four sont relativement beaucoup plus sucrés, car ils ont perdu la presque totalité de leur eau constitutive, tandis qu'ils ont gardé leur sucre.

Les compotes de fruits, qui consistent en fruits cuits à l'eau avec addition de sucre, et qui sont très recommandés aux dyspeptiques, parce qu'ainsi cuits, les fruits perdent leur acidité, constituent un mets très sucré, et dès lors, interdit aux diabétiques, mais si l'on a soin de substituer au sucre de la saccharine et de faire cuire les fruits dans deux eaux successives, la teneur en sucre baisse beaucoup, et ces compotes peuvent être permises proportionnellement à la tolérance du sujet.

*
* *

Pains. — Le pain, objet « de la prière universelle », est défendu ! C'est l'interdiction à la fois la plus formelle et la plus pénible. Un kilogramme de pain apporté à l'organisme 600 gr. de sucre !

Le pain n'est pas seulement mauvais pour le diabétique à cause de sa teneur en hydrate de carbone ; il ne lui vaut rien pour une autre raison que voici : Armand Gautier a montré récemment que le pain acidifie le sang des arthritiques et des diabétiques par conséquent, et c'est le pain le plus raffiné qui est le plus mauvais à ce point de vue.

On a cherché à remplacer le pain par différents aliments similaires, mais on n'a pas réussi jusqu'ici à faire, *sans farine*, un aliment qui le remplace dignement. On a eu recours principalement au pain de gluten ; or, la farine de gluten, qui est à sa base, n'est autre que de la farine de blé, dépouillée d'une plus ou moins grande partie de son amidon.

Si cette farine a été dépouillée autant que possible, le boulanger peut obtenir un pain qui ne renferme que peu d'amidon.

Au contraire, si cette purification n'a été que simulée, afin d'obtenir un pain plus alléchant, le boulanger ne fabriquera qu'un pain de gluten très imparfait, qui contiendra presqu'autant d'amidon que le pain ordinaire. C'est ainsi que nous voyons journellement des diabétiques qui ont des doses élevées de sucre, malgré un régime considéré comme sévère ! Ces malades consomment un pain de gluten qui n'est spécial que de nom. Qu'à ce pain, on en substitue un vraiment sans amidon, et le sucre diminue ou disparaît ; leur sucre était entretenu par leur pain... de régime !

Hélas ! plus un pain est agréable au goût, plus le diabétique doit s'en méfier. Ces abus de confiance devraient être sévèrement punis !

La composition d'aliments de régime devrait être indiquée sur la boîte.

Pain de Gluten. — Prenez un kilogr. de farine de gluten, gros comme un pois de levure fraîche que vous délayez dans un peu d'eau froide, 2 pincées de sel de cuisine. Ajoutez de l'eau tiède (35 à 40 degrés) en quantité suffisante pour faire une pâte consistante. Mettez cette pâte dans un panneton saupoudré de farine de gluten ou de son ; placez-le dans un lieu chaud, jusqu'à ce que cette pâte soit bien levée par la fermentation, ce qui peut exiger une heure et demie à 2 heures, suivant la température. Divisez alors cette pâte en petits pains allongés que vous ferez cuire comme le pain ordinaire.

Biscottes au Gluten. — Les biscottes au gluten, que beaucoup de malades préfèrent au pain de gluten, doivent être conservées dans un endroit qui ne soit pas trop sec, et où elles s'émiettraient et se parchemineraient, ni dans un endroit trop humide où elles absorberaient l'humidité, deviendraient fongeuses et moisiraient.

Pain d'Aleurone. — Le pain d'Aleurone qui est un pain de gluten chimiquement pur, mérite d'être recommandé.

Echaudé. — Beaucoup de diabétiques ont l'habitude de l'échaudé ; or, cette sorte de pain est préparée à l'aide d'une pâte échauaee (plongée brusquement dans l'eau bouillante où on la laisse pendant quelques minutes) qui renferme de la farine, du beurre, des blancs d'œufs et du sel. L'échaudé contient, à poids égal, autant d'amidon que le pain ordinaire.

Pain de Seigle. — Le pain de seigle contient un peu moins d'hydrate de carbone, mais aussi un peu moins d'albumine que le pain ordinaire ; il est rafraîchissant.

Pain de Son. — Le pain de son est plus excitant, plus tonifiant ; s'il n'était encore trop hydrocarboné, il mériterait la préférence en ce sens que le son apporte accolé à l'un de ses flancs les éléments nutritifs du blé qui se trouve en contact avec la couche corticale du grain représentée par le son ; si le son lui-même traverse le tube digestif sans être attaqué, il n'en est pas de même des grains d'amidon, des matières grasses qui lui adhèrent.

Le pain de son est d'autant meilleur que le son a été plus finement moulu, ainsi les éléments nutritifs sont plus facilement attaqués par les sucs gastriques et intestinaux.

Ce pain est laxatif, le son provoquant des contractions péristaltiques intestinales.

Le pain complet. pain de ménage n'est autre que le pain de son. Le pain bis de nos paysans ne contient qu'une partie du son. Le pain blanc n'en contient plus du tout.

Gâteau de Son. — Le médecin anglais Camplin, diabétique, a beaucoup vanté un gâteau de son qu'il mangeait et faisait manger à ses diabétiques en guise de pain. Ce gâteau présente l'inconvénient de contenir du lait. En substituant à ce dernier principe, de la crème, on obtient un produit très recommandable, car le son de ce gâteau, préparé comme il faut, est vraiment privé d'amidon.

Voici textuellement le mode de préparation de ce gâteau, indiqué par Camplin, avec substitution toutefois, de 75 gr. de crème à 500 gr. de lait :

« Prenez un litre de farine de son de froment. Faites-le bouillir pendant un quart d'heure dans deux eaux successives ; versez chaque fois le tout sur un tamis ; lavez-le ensuite sur le tamis avec de l'eau froide, jusqu'à ce que l'eau passe parfaitement transparente ; pressez ensuite le son dans un linge, jusqu'à ce qu'il devienne presque sec, puis étendez-le en couches minces sur un plat que vous placerez dans un four, à une chaleur douce. Quand il est parfaitement sec et frisé, il est bon à moudre. Le son ainsi préparé doit être moulu dans un moulin fin, et passé au travers d'un tamis, en fil métallique assez fin pour nécessiter l'emploi d'une brosse, afin de contraindre le son à passer. Celui qui reste dans le tamis doit être moulu de nouveau, jusqu'à ce qu'il devienne doux et fin.

Ce son obtenu, prenez-en environ 100 gr. ; prenez d'autre part, 3 œufs frais, 50 gr. de beurre, 75 gr. de crème. Chauffez le beurre avec l'autre portion, puis mélangez le tout ensemble et ajoutez-y un peu de muscade ou de gingembre, ou tout autre épice agréable.

Mettez votre pâte dans de petits plats, ou dans des moules en fer-blanc, bien beurrés, que vous placerez, pendant une demi-heure, dans un four chaud. »

Une fois cuits, les gâteaux doivent présenter l'épaisseur d'un biscuit de mer ; on peut les manger avec tous les aliments. Si les gâteaux ne se conservent pas assez bien par suite de l'humidité ambiante, il faut les placer chaque jour pendant quelques minutes devant le feu.

Voici encore la recette d'un pain qu'indiquait l'ingénieux Camplin :

« Prenez 120 gr. de son bien préparé, 3 œufs, environ 600 gr. de lait, une pincée de sel et d'épices, mélangez-les bien et mettez le tout dans un moule convenablement beurré. Faites cuire au four pendant une heure. La masse de pain peut être coupée en tranches et grillée, ou, si l'on veut, après l'avoir coupée, on peut remettre les tranches au four et les conserver sous la forme de biscottes. »

Comme dans la formule précédente, Camplin incorpore dans ce gâteau, du lait. C'est une erreur. Il pourra convenir à un diabétique à grande tolérance ; en principe, on devra substituer 60 à 80 gr. de crème aux 600 gr. de lait.

Pain-Gâteau aux Pommes de terre. — Nous conseillons souvent à nos diabétiques, la recette suivante d'un gâteau aux pommes de terre qui ne contient que 30 0/0 environ d'hydrate de carbone, et qui a rendu service à beaucoup : « Faites cuire au four, épluchez, puis passez au tamis des pommes de terre ; mélangez 500 gr. de ces pommes de terre passées à 100 gr. de farine de froment ; ajoutez-y gros comme un petit œuf de levure de boulanger, ou gros comme une noisette de levure de bière, puis 25 gr. de beurre et un peu de sel. Laissez reposer une heure pour que la levure agisse. Diviser la masse en 7 ou 8 petits blocs du volume d'un œuf que vous aplatissez et que vous mettez au four. Quand ces petits gâteaux sont dorés, vous les retirez.

Pain de Froment. — Naturellement, on s'est évertué à fabriquer des pains à base de froment, mais plus ou moins dépourvus d'hydrate de carbone ; c'est ainsi qu'on peut obtenir un kilogr. de pain ne renfermant que 15 0/0 d'hydrate de carbone, en mélangeant 400 gr. de farine de noix et 200 gr. de farine de froment ; en y ajoutant ensuite 12 gr. de bicarbonate de soude et 6 gr. d'acide tartrique, puis en additionnant de la quantité d'eau nécessaire pour faire une pâte.

Pain de Gruau de Froment. — On peut encore, suivant le conseil de Dahmen, faire un pain à base de gruau de froment, selon la formule suivante : « Mettez du gruau de froment pendant une demi-heure dans l'eau froide ; pétrissez ensuite la pâte dans un courant d'eau froide ; desséchez le résidu humide ; triturez-le au mortier.

« Prenez 165 gr. de cette poudre. Mélangez-la intimement avec un tiers de lait aigri.

« Ajoutez-y :

Beurre fondu	125 gr.
OEufs	N° 10
Carbonate d'ammoniaque ....)	
Sel ....\	Petite quantité.

« Remuez jusqu'à ce que le mélange ait acquis une consistance pâteuse. Mettez enfin dans un moule enduit de beurre et portez au four. »

Pain d'Amandes, Noix, Noisettes. — Mettez dans un sac de laine 250 gr. d'amandes pulvérisées (de noix ou de noisettes) ; trempez ce sac pendant 10 minutes dans l'eau bouillante, additionnée d'un verre de madère de vinaigre ou d'un peu d'acide tartrique. Sortez les amandes et mettez-les dans un bol ; ajoutez-leur 200 gr. de beurre et 4 œufs ; battez bien et après obtention d'une crème et sans cesser de remuer, versez-y 6 jaunes d'œufs et 200 gr. de sel, puis ensuite et peu à peu, les blancs des 6 œufs battus en neige. Garnissez-en un moule bien beurré au préalable, et mettez à cuire au four, à feu doux. On peut sucrer ce mélange avec 0 gr. 20 de saccharine.

Le lavage des amandes, noix et noisettes dans l'eau acidulée, chaude, a pour effet de débarrasser ces fruits du peu d'amidon qu'ils contiennent.

Ces pains d'amandes sont assez agréables au goût, mais ils sont un peu lourds à digérer. Le mieux est d'en prendre deux jours par semaine pour ne pas fatiguer l'estomac.

Gateau d'Amandes (LE GOFF). — Pulvérisez dans un mortier un demi-litre d'amandes douces mondées ; ajoutez-y 2 œufs, 2 gr. de bicarbonate de soude, 1 gr. d'acide tartrique. Triturez et mêlez intimement ; mettez la pâte obtenue dans un moule et faites cuire 25 minutes.

On a ainsi un gâteau de 300 gr. environ, bien suffisant pour un repas ; il ne contient que 5 à 7 0/0 d'hydrates de carbone, alors que certains pains de gluten en contiennent beaucoup plus, que la pomme de terre en contient 20 0/0.

Aux malades qui ont une tolérance suffisante pour qu'on puisse leur permettre une petite quantité de pain, il vaut mieux accorder une quantité déterminée de mie de pain. Beaucoup de diabétiques croient que la croûte leur est moins nuisible que la mie. C'est le contraire. A poids égal, la croûte qui renferme moins d'eau que la mie, contient davantage de matières amylacées qu'elle ; d'ailleurs, quand on soumet à la saccharification, par les diastases ou par les acides, croûte et mie, on constate que la croûte fournit plus de glucose que la mie ; de plus, tandis que dans la mie, l'amidon en s'hydratant s'est seulement gonflé, dans la croûte, sous l'influence de la haute température à laquelle il a été soumis, il s'est transformé en grande partie en dextrine, qui vaut à la croûte sa couleur blonde, son odeur, sa solubilité partielle. D'autre part, beaucoup de diabétiques ont des gencives sensibles qui tolèrent mieux la mie que la croûte ; enfin, la croûte plaît davantage que la mie, et prête davantage aux excès, même relatifs. Pour toutes ces raisons, la mie doit être préférée à la croûte.

A noter enfin, qu'un *petit pain*, presque tout en croûte, contient beaucoup plus d'hydrate de carbone qu'un morceau de gros pain.

A noter aussi que la pâte du *pain viennois* contient une certaine quantité de lait.

Bref, le pain devant être plus ou moins banni de la table du diabétique, il est une coutume que nous lui conseillons, celle de manger les légumes associés aux viandes, cette association facilitant l'abstention du pain. Un diabétique ne pourra manger un beefteack nature, sans pain, tandis que le pain lui fera beaucoup moins défaut s'il est accompagné d'une abondante portion de légumes verts. On a prétendu que cette association était mauvaise, que les légumes verts troublaient la digestion de la viande. A moins qu'il ne s'agisse de diabétiques dyspeptiques, cette assertion est fausse. Toutefois, répétons-le, les légumes verts doivent être mâchés avec soin.

*
* *

Boissons.

Le diabétique a souvent soif ; il doit boire peu à la fois, afin de ne pas ingurgiter de trop fortes quantités de liquide. Il ne doit boire ni trop ni trop peu : il doit boire assez, car s'il buvait trop peu, sa densité sanguine, déjà élevée, tendrait à augmenter encore, le glycose se dissoudrait difficilement dans ce sang épaissi, il se produirait une déshydratation des tissus, des crampes musculaires, de l'atonie... : il ne doit pas boire sans avoir soif, et notamment à table machinalement, par convention, car, contrairement à la croyance générale, il n'est pas indispensable de boire en mangeant. Nous estimons même qu'il vaut mieux ne pas boire à table et que la digestion se fait d'autant mieux qu'on boit moins en mangeant. En effet, les quelques dizaines de grammes de suc gastrique que l'estomac secrète à l'occasion de la digestion ne sauraient agir quand ils sont étendus d'une grande quantité de liquide. Il vaut mieux boire entre les repas. Le diabétique qui a soif à toute heure, qui boit souvent ne doit pas boire mal à propos.

Vins. — Les vins qui ne sont pas sucrés lui sont permis ; il a donc droit à la plupart, aux vins de Bordeaux, de Bourgogne..., tandis que lui sont interdits les vins doux, les vins mousseux, les vins de raisins secs, les vins de Lunel, de Sauternes, d'Alicante, de Banyuls. Les vins rouges seront préférés, mais les vins vieux sont les meilleurs, parce qu'ils sont moins acides et moins riches en crème de tartre qui s'est déposée.

Le diabétique doit s'appliquer à consommer un vin pur jus de raisin, les vins frelatés pouvant lui être particulièrement nuisibles. C'est ainsi que les vins plâtrés ont une acidité très élevée, parce qu'ils contiennent jusqu'à 8 et 9 gr. de sulfate acide de potasse ; ceux qui ont subi le méchage, sont acidifiés par l'acide sulfureux, d'autres le sont par suite de l'acide salicylique qu'ils contiennent à titre d'antiseptique... Or, nous n'avons pas besoin de le répéter, l'organisme diabétique a besoin d'alcalins et non d'acides.

Les vins doux de champagne, le vermouth contiennent jusqu'à 11 et 12 0/0 de sucre ; on doit donc s'en méfier.

Alcools. — Les boissons spiritueuses sont permises, mais à dose très modérée, car à doses élevées, l'alcool ralentit les phénomènes de nutrition.

L'alcool, l'eau-de-vie, le cognac, seront donc pris avec modération et, autant que possible, en solution dans des infusions ; on évitera de les prendre en nature.

Le diabétique ne doit pas plus abuser du vin et des alcools qu'un sujet bien portant, car le diabète ne le met pas à l'abri des complications fâcheuses qui frappent les buveurs ; ces complications sont mêmes plus graves chez lui, qui ne possède pas un foie parfait à tous égards. Et puis, enfin, ne voyons-nous pas souvent les excès alcooliques à l'origine du diabète ?

Boissons aqueuses. — Les infusions de café, de thé, de maté, de coca, de tilleul, de menthe, de camomille, de fleurs d'oranger, sans sucre ou édulcorées à la saccharine, sont permises. Le café ne doit pas être additionné de chicorée, cette plante contenant environ 16 0/0 d'hydrate de carbone.

Une boisson préférée du diabétique sera la citronnade ou jus de citron pressé dans un verre d'eau.

Eaux minérales. — Les eaux alcalines sont précieuses pour les diabétiques, elles constituent pour eux un médicament ; c'est ainsi, d'ailleurs, que les diabétiques du monde entier fréquentent Vichy, dont les eaux ont, en outre, une action spéciale sur la cellule hépatique. En effet, chez le diabétique, l'acidité urinaire est élevée, le sang est moins alcalin qu'il ne doit l'être, et au cours du coma diabétique, période ultime du diabète, il a véritablement tendance à s'acidifier. Les eaux alcalines rendent aux humeurs leur richesse alcaline nécessaire au fonctionnement normal des organes. On comprend dès lors aisément leur action thérapeutique heureuse, mais nous entrons là dans le domaine thérapeutique à proprement parler, que ne doit pas comporter cet ouvrage.

Les eaux alcalines seront prises de préférence dans l'intervalle des repas.

Organisation des repas du diabétique

Les aliments ne doivent pas être pris indifféremment à l'un ou à l'autre des repas : il est logique, il est hygiénique de prendre les uns au réveil, les autres avant ou pendant le travail, avant ou pendant la période d'activité. Les aliments de force seront pris le matin, à midi et au cours de l'après-midi ; ils ne seront pas pris le soir quand, la journée finie, l'heure du repos est arrivée. On doit mettre du charbon dans la machine au début du travail et, autant qu'il est nécessaire, de produire ; on ne doit plus en mettre, on doit, en tous cas, en mettre moins pendant les heures de non-production, de sommeil.

Le diabétique devra commencer sa journée par l'ingestion d'un liquide, et le mieux est de prendre un verre d'eau alcaline, telle l'eau de Vichy, chaude de préférence, qui d'une part nettoye la bouche, le plus souvent irritée (gingivite diabétique), qui d'autre part réhydrate les tissus, plus déshydratés chez le diabétique, au réveil, que chez tout autre, puisque son élimination urinaire est hyperactivée, qui, enfin, lave l'organisme encombré de déchets nocturnes.

Le diabétique devra donc avoir, sur sa table de nuit, une bouteille d'eau alcaline ; il s'en gargarisera, il en avalera un verre tiédi au bain-marie, dès son réveil, avant même de se lever.

Il pourrait prendre, à ce moment, au lieu d'eau alcaline, un citron pressé dans un verre d'eau, mais une boisson chaude est plus agréable et plus indiquée au réveil.

Il pourrait également prendre du café, du thé, du maté, des infusions diverses, de l'eau pure même.

Il ne faut pas abuser du café et du thé qui sont des générateurs d'acide urique ; or, le diabétique floride est un arthritique chez lequel accès de goutte, coliques hépatiques et néphrétiques ne sont pas rares.

Après la toilette, et avant d'aller à ses occupations, le diabétique fera son *petit déjeuner*. A tort, l'usage veut que ce premier repas soit insignifiant. S'il est, en effet, quelques personnes qui s'alimentent vraiment le matin, il en est beaucoup qui se contentent d'une tasse de café ou même qui ne prennent rien du tout. Comment peuvent-elles ainsi, à jeun, produire un travail utile ?

Ce petit déjeuner comprendra des aliments gras et des albuminoïdes, aliments de réserve, de force, mais comme, à ce moment, le tube digestif est encore engourdi, que l'appétit n'existe pas, on aura recours à des aliments très nutritifs sous un petit volume ; on prendra comme aliments gras des sardines, du thon à l'huile, des rillettes, du beurre, de la crème ; on prendra comme aliments albuminoïdes, des œufs, du fromage.

L'appétit est-il tout à fait déficient ? On prendra 2 jaunes d'œufs battus dans du café ou du champagne.

Le *repas de midi* doit être le gros repas, le repas le plus substantiel. D'ailleurs, le diabétique se mettra toujours à table, à cette heure, avec appétit. Ce repas comprendra des aliments de force ; c'est ainsi qu'il se composera de viande, d'œufs, de fromage.

Si l'épreuve de régime a établi que le malade tolère une certaine quantité d'hydrates de carbone, c'est à ce repas de midi, de préférence qu'il les prendra, d'une part parce que ce sont des aliments de force, d'autre part, parce qu'il les brûlera plus aisément que s'il les prenait le soir.

Le diabétique doit, en effet, prendre des hydrates de carbone dans la mesure du possible ; il doit profiter de sa tolérance. Ce serait une erreur de faire un régime plus sévère que ne l'exige la maladie. On voit, dès lors, l'importance de la détermination du degré de tolérance hydrocarbonée.

L'usage veut aussi que le *repas du soir* soit l'égal au moins du repas de midi ; dans les hôtels et restaurants, il est même habituellement plus important et plus cher. Cette pratique est préjudiciable à la santé ; nombreux sont les gros mangeurs du soir qui se plaignent d'avoir le sommeil agité ; il leur suffit de moins manger le soir pour retrouver d'excellentes nuits.

Le repas du soir sera donc léger, beaucoup moins important et moins nutritif que celui de midi, dont il ne sera qu'un repas complémentaire ; c'est ainsi qu'outre une quantité variable de viande, mais toujours limitée et moindre qu'à midi, il comprendra principalement des légumes verts, peu nutritifs, dont le résidu cellulosique volumineux favorisera le travail intestinal au cours de la nuit et préparera une selle pour le lendemain. Les diverses salades compléteront parfaitement ce repas ; elles seront accommodées avec beaucoup d'huile qui les rendra plus laxative.

Le diabétique doit éviter les invitations. On n'observe que difficilement son régime quand on a des convives ; on ne l'observe pas du tout quand on est l'obligé ; par politesse, on fait des écarts ! S'est-il écarté de son régime un jour ; il doit être plus strict le lendemain. Le diabétique doit même éviter les tables d'hôtes, où il se trouverait au milieu de personnes bien portantes, ayant droit à toutes sortes d'aliments. En s'isolant à une table particulière, il évitera la tentation.

***

Menu type d'un diabétique sans dénutrition.

Voici, par exemple, comment on peut composer le menu d'un diabétique que nous supposerons d'un poids de 70 kilogs et d'une tolérance hydrocarbonée de 100 gr. :

PETIT DÉJEUNER.	**GOUTER.**
Deux sardines.	Café avec crême fraîche (60 gr.).
30 gr. de beurre	
ou	
Deux œufs.	

DÉJEUNER PRINCIPAL.	**DINER.**
1° Radis, beurre (50 gr.).	1° Potage.
2° Viande (200 gr.).	2° Viande (150 gr.).
3° Riz ou pâtes (70 gr.)	3° Légumes verts (200 gr.).
ou légumes secs (80 gr.).	4° Salade avec un œuf dur.
4° Salade.	5° Fromage sec (50 gr.)
5° Fromage sec (40 gr.).	ou frais (60 gr.).
ou frais (80 gr.).	
6° Noix, noisettes, amandes.	

Répartir sur les divers repas :
Mie de pain, 60 gr.
ou Pomme de terre bouillie, 250 gr.

Ces chiffres ne sont pas absolus ; ce sont des chiffres moyens, des chiffres qui conviennent théoriquement à ce diabétique de 70 kilogs, mais s'il est une machine complexe, c'est bien la machine humaine, aussi ne peut-on dire qu'une alimentation déterminée convienne à deux individus pourtant du même poids, du même âge, dans les mêmes conditions physiologiques et pathologiques. Chacun réagit à sa façon. D'ailleurs, si la ration d'entretien est à peu près la même pour ces deux individus, la ration de travail doit varier avec le travail fourni et elle varie naturellement d'un diabétique à l'autre. Il en résulte que seule l'observation du malade peut permettre de dicter la ligne de conduite. Le diabétique doit prendre son poids régulièrement, et cela dans les mêmes conditions (vêtements) et à la même heure, par rapport aux repas. Suivant les variations du poids en plus ou en moins, on diminuera ou on augmentera la ration alimentaire.

Le diabétique qui, habitué à ne pas déterminer sa ration alimentaire, se soumettra à nos chiffres, trouvera que nous ne lui donnons pas assez à manger.

Tout en convenant, comme nous venons de le spécifier, que tous les malades ne sont pas calqués sur le même modèle, nous estimons que ces chiffres sont à peu près suffisants pour un sujet qui se livre à un travail modéré. Certes, encore une fois, s'il s'agit d'un homme qui se surmène, ces chiffres doivent être forcés, mais le diabétique ne doit pas se surmener.

Tout individu qui jouit d'un bon estomac mange trop, et il ne faut pas chercher ailleurs que dans cette ingurgitation excessive, la principale cause des maladies des voies digestives et de la nutrition. Un amphitryon n'est satisfait que si ses convives mangent abondamment. Pendant les chaleurs de l'été, l'appétit diminue-t-il, heureuse précaution prise par la nature, étant donné les besoins moindres de l'organisme à cette époque ? La cuisine emploie, alors, des condiments divers dans ses savantes préparations, pour le stimuler. C'est ainsi que dans les pays chauds où ces pratiques sont surtout employées, tous les Européens fatiguent leur tube digestif.

Le diabétique, plus que l'homme sain, est un gros mangeur ; il a, le plus souvent, un très gros appétit ; il en résulte que souvent il devient, en outre, un obèse, un lithiasique, un artérioscléreux, un dyspeptique enfin, d'autant que, souvent, il ne se contente pas de manger beaucoup, et qu'il est glouton, ne mastiquant que peu ou pas.

Ce diabétique doit rééduquer son tube digestif : de même

qu'il l'a entraîné à manger excessivement, il doit le réhabituer
à se contenter d'une ration raisonnable. C'est avec, profit que
le diabétique obèse fera un jour de diète par semaine : ce jour-
là, il ne prendra qu'une tasse de bouillon de légumes toutes les
deux heures et 2 œufs à midi et le soir. L'appétit, dans une
certaine mesure, est ce qu'on le fait. C'est le cas de le dire :
l'habitude est une seconde nature.

De plus, le diabétique mange trop vite et ne mastique pas
assez ; or, la mastication est le premier acte de la digestion et,
dès lors, un des plus importants.

Celui qui mastique mal, divise insuffisamment les aliments
qui sont alors d'une digestion plus difficile ; il ne les insalive
pas, d'où résulte une mauvaise digestion stomacale.

Le diabétique doit donc s'appliquer à bien mastiquer ; plus
qu'un sujet sain, puisque naturellement plus gros mangeur, il
doit manger plus lentement : il doit rester longtemps à table.
Souvent, malheureusement, il n'est pas doté d'une bonne dentition. En ce cas, il doit y suppléer avec un bon appareil, car
une bonne mastication est impossible avec une dentition défi-
ciente.

Il doit avoir des soins de bouche tout spéciaux, afin de se
conserver le plus longtemps possible une dentition suffisante.
Il se brossera les dents à l'eau savonneuse au réveil et après
chaque repas avec une brosse douce, car le diabétique a des
gencives délicates. Périodiquement, il fera surveiller sa dentition par un dentiste, afin de faire enlever les dépôts de tartre
qui résistent aux brossages quotidiens et qui, à la longue,
peuvent provoquer de la stomatite.

Régime du diabétique, sans dénutrition avec glycosurie irréductible

Nous venons d'exposer le cas d'un diabétique chez lequel, par un régime sévère, nous avons réussi à faire cesser la glycosurie, et auquel il est même possible de donner une certaine quantité (100 gr. dans le cas particulier) d'hydrate de carbone, sans que cette glycosurie se reproduise ; ce malade jouit d'une tolérance appréciable.

D'autres sont moins bien partagés ; chez eux, cette tolérance est insignifiante, sinon nulle. Même avec un régime sévère prolongé, le sucre persiste dans les urines. Ce régime sévère, notre régime fondamental, contient bien peu d'amylacées, mais il en contient un peu, et cette faible quantité est encore supérieure à leur tolérance !

En effet, même les aliments que nous considérons comme nettement permis aux diabétiques, contiennent des traces d'amidon, de sucre ; c'est ainsi que, tandis que le riz contient environ 72 0/0 d'amidon, les épinards cuits, aliments qu'on ne saurait interdire aux diabétiques, en contiennent environ 2,5 0/0, quantité insignifiante et pourtant encore trop élevée pour eux.

Que faire chez ces malades, lorsqu'une assez longue période de régime n'a pas réussi à vaincre la glycosurie ? Il n'est pas possible de faire un régime plus rigoureux, et pourtant, il est indéniable, et tous les spécialistes sont de cet avis, qu'il faut faire tout le possible pour vaincre ou, tout au moins, diminuer l'hyperglycémie. Ce n'est pas, en effet, impunément que l'organisme tout entier est indéfiniment et sans relâche, imprégné de glycose ! Que faut-il donc faire ?

C'est dans une autre voie que les recherches doivent être faites, et le problème souvent difficile, mérite les efforts du malade et du médecin.

Ces diabétiques devront être observés, suivis de près, et, suivant le cas, soumis à l'une des cures que voici :

1° CURE DE JEUNE. Guelpa institue cette cure de la façon suivante :

Pendant trois ou quatre jours, suppression de toute alimentation. Le malade ne prend que de l'eau et des infusions. Chaque matin, il prend une purgation saline.

Pendant une semaine, régime lacté (un litre et demi par jour).

Nouvelle période de trois ou quatre jours de jeûne avec purgation quotidienne.

Pendant deux semaines, régime végétarien : le matin, café ou thé sans lait; à midi, potage julienne, salade, une ou deux pommes ou poires ; à 4 heures, thé ou tilleul : le soir, même menu qu'à midi. Comme boisson, eau ou infusion.

Cette cure est faite à nouveau de temps en temps.

Avec ce régime d'inanition, le sucre disparaît le plus souvent. C'est compréhensible.

Pendant ces périodes de jeûne, les organes se reposent et retrouvent souvent parfois leur pouvoir fonctionnel. Toutefois, ces cures de jeûne ne doivent pas être appliquées inconsidérément, car elles peuvent ne pas être sans danger chez certains sujets enclins à faire de l'acidose.

2° CURE DE RÉDUCTION DES VIANDES, DES ALBUMINOÏDES EN GÉNÉRAL. Souvent, cette réduction suffira à faire disparaître le sucre des urines ; il pourra même en résulter une élévation de la tolérance organique à l'égard des hydrates de carbone.

Il peut se faire, enfin, que toutes ces tentatives soient vaines, que malgré tous ces efforts, la glycosurie s'établisse à un minimum qu'il est impossible de franchir. Alors, il faut en prendre son parti et, tout au moins, maintenir la dose de sucre à ce minimum, tout en veillant à ce que l'état général ne s'altère pas. C'est alors souvent que les cures thermales triomphent !

Dans ces cas difficiles, le médecin doit aviser ; il doit agir suivant les circonstances.

Régime du diabétique sans dénutrition compliqué d'une autre maladie

Nous avons exposé la ligne de conduite que doit observer le diabétique pur, le diabétique qui n'est un malade que par son diabète.

S'agit-il, au contraire, d'un diabétique qui est en même temps un dyspeptique, un goutteux, un eczémateux, un albuminurique ?... Alors, le régime alimentaire devra subir des modifications.

En qualité de diabétique, ce malade restera astreint à notre régime fondamental ; de plus, il devra s'abstenir de tel ou tel aliment, suivant sa maladie, ses troubles...

L'alimentation chez des diabétiques à tolérance négative ou basse, devient parfois très difficile ; c'est au médecin à savoir, suivant les cas, s'il doit faire des concessions et lesquelles il doit faire.

Ces régimes aussi rigoureux ne sont, d'ailleurs, que momentanés ; la dyspepsie, l'eczéma... s'atténueront et le régime pourra être élargi.

*
* *

Régime des diabétiques dyspeptiques

La dyspepsie n'est pas une, aussi ne pouvons-nous indiquer le régime que dans ses grandes lignes.

Aux interdictions du régime fondamental, les dyspeptiques

ajouteront les suivants : Hors-d'œuvres, crustacés, molusques, graisses, poissons à chair grasse (anguille, gardon, lamproie, hareng, maquereau, sardine à l'huile, thon à l'huile), charcuterie, sauf le maigre de jambon, conserves, viandes marinées, oie, canard rouennais, gibier, sauces au beurre cuit, sauces grasses, sauces relevées, sauces au vin, sauces au fromage, oseille, crudités, condiments (poivre, cornichon, moutarde, pikles), fromage fort.

Les légumes devront être très cuits et accommodés à l'anglaise, c'est-à-dire cuits à l'eau, égouttés et beurrés seulement au moment de servir.

Beaucoup de diabétiques sont devenus dyspeptiques, parce que gros mangeurs, gloutons, ils n'ont pas pris le temps de mastiquer et, dès lors, d'insaliver leurs aliments ; ils devront donc, au contraire, bien mâcher, manger lentement et raisonnablement.

Ces diabétiques dyspeptiques sont souvent, en même temps, des constipés ; en ce cas, ils pourraient prendre, avec profit, des gâteaux de son épuré.

Ces diabétiques ne boiront qu'aussi peu que possible, à table même ; ils boiront dans l'intervalle des repas une demi-heure avant, ou 3 heures après les repas. Qu'on ne croit pas, comme on le dit volontiers, qu'on ne peut pas manger sans boire ; bien au contraire, nous estimons que les digestions sont facilitées par l'absence de liquide. D'ailleurs, si, en France, on a coutume de boire à table, en Angleterre, en Ecosse, on ne boit jamais en mangeant. Les liquides pris à table entravent la digestion.

A ces dyspeptiques, le vin pur, les boissons alcoolisées, les liqueurs ne conviennent pas.

Le lait désucré, qui peut être sucré secondairement à la saccharine, pourra être utile si les fonctions digestives sont gravement atteintes.

Le dyspeptique ne pouvant digérer la sauce mayonnaise, si

précieuse pour le diabétique pur, pourrait lui substituer une sauce ainsi préparée :

Faire fondre à feu doux 100 gr. de beurre, puis quand il est complètement fondu, lui mélanger un jaune d'œuf ; battre alors jusqu'à l'obtention d'une crème ; y ajouter peu à peu un jus de citron et saler.

Bien entendu, cette sauce est permise aux diabétiques purs.

*
* *

Régime des diabétiques eczémateux, prurigineux.

Aux interdictions du régime fondamental, ces malades ajouteront les suivantes : Potages gras, graisses diverses, poissons gras (saumon, anguille de rivière, gardon, lamproie, hareng frais, maquereau, sardine à l'huile, thon à l'huile) ; viandes grasses, charcuterie (sauf le maigre de jambon), viandes faisandées et marinées, gibier, conserves et salaisons, crustacés, coquillages, escargots, crudités, condiments, fromages forts, vin pur, alcool, café et thé.

Les malades atteints d'affections cutanées ne doivent prendre du poisson de mer que s'il est d'une fraîcheur absolue. La sardine fraîche est permise ; par elle-même, elle ne renferme guère plus de 2 0/0 de corps gras.

Ils ne prendront qu'avec modération les légumes riches en acide oxalique, qui sont les asperges, les tomates, les épinards, l'oseille.

Il est à noter que, souvent, les éruptions cutanées sont entretenues par les œufs : il semble que, suivant un expression courante, « l'œuf pousse à la peau ».

La seule suppression du pain contribue toujours à améliorer considérablement les dermatoses de toutes natures.

*
* *

Régime des diabétiques goutteux.

Le diabétique goutteux doit s'abstenir, outre les aliments interdits par notre régime fondamental, de la série d'aliments que voici :

1° Ceux qui apportent à l'organisme des purines, de l'acide urique, cause première de la goutte : viande d'animaux jeunes (veau, agneau, chevreau, poulet de grain... :), intérieurs d'animaux (foie, rognons, pancréas, cervelle, tripes, ris de veau), œufs, haricots verts, truffes, cacao, thé, café.

2° Ceux qui apportent des matières collogènes et gélatineuses, car elles augmentent l'acide urique : gelée de viande, tête de veau, pieds.

3° Ceux qui apportent des acides, car l'acide urique contenu dans l'organisme, se précipite en présence d'autres acides, tels l'acide oxalique, l'acide acétique : oseille, épinards, rhubarbe.

Toutefois, le blanchiment fait perdre aux végétaux une partie de leurs acides ;

4° Ceux qui sont trop chargés en ptomaïnes : gibier faisandé, charcuterie conservée.

Voilà, certes, une liste trop longue d'aliments qui étaient permis aux diabétiques, et qui lui deviennent défendus parce que goutteux !

Ces interdictions nouvelles ne seront, d'ailleurs, pas absolues : la sévérité du régime sera en rapport avec l'intensité des manifestations goutteuses. Il est à observer que les viandes rouges seront permises aux goutteux, aussi bien que les viandes blanches, et cela contrairement aux idées anciennes ; que le gibier à plumes, quand il est frais, ne lui sera pas nuisible ; que la tomate, qui lui a été longtemps interdite et dont on a dit tant de mal, étant donné son goût acide, ne lui sera pas nuisible, car, d'une part, il est établi aujourd'hui qu'elle ne renferme que des traces d'oxalates et que ses cendres sont nettement alcalines, d'autre part, il semble qu'elle rende l'urine plus dissolvante à l'égard de l'acide urique ; que l'oignon, d'une valeur nutritive plus élevée qu'on ne croit, lui convient particulièrement s'il n'est pas polyurique à l'excès du fait de son diabète.

Les goutteux doivent boire abondamment et, de préférence, le matin, à jeun, dans la situation couchée, par conséquent, avant de se lever, ainsi que dans l'intervalle des repas. Toutefois, ils ne doivent boire abondamment que si la fonction rénale se fait bien et s'ils n'ont pas d'hypertension artérielle. Ces diabétiques complexes doivent être suivis de près par leur médecin.

*
* *

Régime des diabétiques albuminuriques.

Il y a lieu de considérer plusieurs cas :

1° Parfois, le diabétique a dans ses urines de petites quantités d'albumine qui disparaissent par le régime anti-diabétique, en même temps que diminue ou cesse l'élimination du sucre et que la polyurie diabétique s'amende, comme si cette albuminurie témoignait d'une irritation rénale, dûe au passage à travers le rein, du sucre et d'une trop grande quantité d'urine.

C'est là une albuminurie vraiment d'origine diabétique, dont le régime anti-diabétique seul a raison ;

2° Dans un second cas, le malade a de l'albumine sans aucun symptôme de néphrite hydropigène, ni urémigène ; l'élimination rénale se fait d'une façon suffisante, la néphrite est tolérée, les œdèmes font défaut ; seule l'albumine, dans les urines, témoigne d'un trouble fonctionnel du rein.

Ces malades doivent éviter tous les irritants du rein ; et d'abord, la dose de sel dans l'alimentation sera limitée ; les aliments seront cuits sans sel ; l'albuminurique n'aura à sa disposition, chaque jour, qu'un paquet de 10 gr. de sel avec lequel il assaisonnera lui-même ses aliments préparés sans chlorure de sodium.

D'une façon générale, ces malades devront être plutôt végétariens, les albuminoïdes apportant des éléments toxigènes.

Le bouillon gras, les extraits de viande seront interdits. La viande sera prise en quantité modérée, bien fraîche, bien cuite, plutôt bouillie que grillée ou rôtie. Les conserves, les salaisons, les viandes faisandées, les viandes marinées, les viandes noires et le gibier en général seront interdits ; toutefois, un perdreau ou une caille bien fraîche seront permis. Le boudin, les saucisses, les pâtés seront interdits, mais le maigre de jambon sera permis. Le poisson de rivière est permis ; le poisson de mer maigre, rigoureusement frais, peut être toléré en petite quantité ; ce n'est guère qu'au bord de la mer même qu'on peut avoir sûrement du poisson remplissant ces conditions. Les crustacés et les mollusques seront écartés de la table de ces malades, davantage du fait de leur préparation, qui comporte des condiments, des épices, que du fait de leur nature.

Les légumes frais, cuits et crus, constitueront donc la base de l'alimentation ; crus, ils seront assaisonnés de jus de citron, de préférence.

Le beurre frais, non salé, ainsi que les œufs assez cuits, les fromages frais et les crèmes fraîches compteront également parmi les aliments permis.

Les pommes de terre et autres farineux, le pain, seront permis dans la mesure de la tolérance à l'égard des hydrates de carbone.

Les boissons seront assez abondantes pour laver le rein et diluer l'urine. Ces boissons pourront être de l'eau faiblement minéralisée, du vin blanc ou rouge, coupé de deux tiers d'eau, du café ou du thé léger, du tilleul, de la camomille.

Le menu pourra être le suivant :

PETIT DÉJEUNER.	DÉJEUNER.	DINER.
Fromage à la crème.	Radis, beurre.	Potage maigre.
ou :	Viande ou jambon.	Poisson ou œuf.
	Légumes frais.	Légumes frais.
Œuf avec beurre.	Salade.	Fromage frais.
ou :	Fromage frais.	Fruits.
Café avec crème.	Noix, noisettes, amandes.	

*
* *

3° Dans le troisième cas, l'albuminurique, ou mieux, le Brightique présente des accidents dûs à la rétention dans l'organisme, soit de chlorure (néphrite hydropigène), soit d'urée (néphrite urémigène).

Alors, la néphrite devient la maladie dominante ; il pourra être nécessaire de sacrifier, dans le régime, le diabète à la néphrite, plus menaçante ; le médecin appréciera.

a) **Diabète avec néphrite hydropigène.**

Dans cette forme, le malade ne doit pas prendre du tout du sel ; il en résulte que le régime lacté ne convient pas, car, dans un litre de lait, il y a environ 5 gr. de sel ; il y en a par conséquent 15 gr. à peu près dans 3 litres, qui constituent généralement la ration d'une journée.

Ces malades prendront, accommodés sans sel, les aliments suivants :

Potages maigres de légumes, viandes crues ou grillées, rôties ou bouillies, assaisonnées de beurre, de citron ; poissons de rivière ; œufs ; légumes frais cuits et crus ; beurre, fromages non salés ; crème fraîche ; fruits cuits et crus.

Pour donner du goût aux sauces et aux légumes, on leur ajoutera de la gelée de viande cuite sans sel et aromatisée de persil, de thym, d'estragon, de laurier, d'oignons.

Le pain, s'il est possible d'en donner une petite quantité au malade, étant donné sa tolérance hydrocarbonée, devra être préparé sans sel ; ce pain sans sel, présente l'inconvénient, s'il n'est pas fait journellement, de sécher ; pour qu'il sèche moins vite, il suffit d'ajouter une trace de crème à sa préparation.

Comme boisson, ces malades prendront de l'eau additionnée de jus de citron, du vin largement coupé, du thé et du café.

Somme toute, c'est l'absence de sel qui est essentielle dans cette forme de néphrite ; or, le régime que nous venons d'exposer apporte moins de 2 gr. de sel par jour.

b) **Diabète avec néphrite urémigène.**

Là, c'est le régime végétarien, plus ou moins sévère, qui sera prescrit. Toute substance d'origine animale sera écartée dans les cas menaçants, et si des accidents aigus se produisent, la diète hydrique sera justifiée pendant quelques jours.

Régime du diabétique
sans dénutrition avec acidose

On voit parfois apparaître chez des diabétiques robustes, gras, florides en un mot, à la suite d'un surmenage ou d'une maladie aiguë, intercurrente, des accidents inquiétants : somnolence, fatigue, dépression ; les urines renferment, outre le glycose, des éléments nouveaux : de l'acétone, de l'acide diacétique, de l'acide B-oxybutirique.

Ce diabétique est devenu un acétonurique ; s'il n'est pas traité à temps, si une médication énergique et un régime sévère ne sont pas institués, ce malade fera les accidents les plus graves ; il tombera dans le coma, d'où il sera très difficile de le sortir.

Les accidents sont-ils menaçants ? Le malade doit suspendre le régime dépourvu d'hydrates de carbone, il doit prendre du lait, absorber des alcalins à haute dose (50 à 100 gr. de bicarbonate de soude par jour). La glycosurie perd de son importance !

Les accidents sont-ils moins menaçants ? Après quelques jours de régime lacté absolu, tout en continuant l'administration des alcalins aussi longtemps que les corps acétoniques persistent dans les urines, on permettra des légumes, des céréales, de la farine d'avoine, des œufs, des graisses.

A ces diabétiques, la viande doit être formellement défendue, car c'est l'albumine de la viande qui est alors dangereuse.

Dans ces cas, par conséquent, la présence du sucre ne doit plus autant préoccuper.

Diabète avec dénutrition

Régime du diabétique
avec dénutrition

Et d'abord, qu'est-ce qu'un diabétique avec dénutrition ? Quel diabétique est un diabétique maigre ? Tous les diabétiques qui maigrissent doivent-ils être rangés dans cette catégorie ? Certes, non !

Beaucoup de diabétiques habituellement corpulents, observant ponctuellement un régime sévère, alors que leur maladie vient d'être reconnue, et supprimant, dès lors, de leur alimentation, farineux et mets sucrés, qui sont des aliments nutritifs entre tous, diminuent ainsi sensiblement leur ration alimentaire, sans s'en rendre compte. Ils maigrissent, c'est bien compréhensible. Sont-ce là des diabétiques maigres ? Non !

Le diabétique maigre est celui qui maigrit progressivement, malgré un apport alimentaire équivalent à l'apport normal. Il a des doses élevées de sucre dans ses urines, même en observant très exactement le régime fondamental, même en s'abstenant totalement d'hydrate de carbone ; il élimine plus de sucre qu'il n'en ingère ; il fabrique du sucre au dépend même de ses propres tissus ! Sa glycosurie est irréductible.

Précisément, parce qu'il voit sa santé ébranlée, son amaigrissement s'accentuer, il se soigne mieux, s'astreint à un régime classique strict, évitant parfaitement tous les farineux et, par contre, prenant de la viande en abondance, et cette suralimentation carnée le conduit à des accidents redoutables, à l'acétonemie, caractérisée par la présence, dans le sang et dans les urines, de corps acétonemiques.

A ce diabétique-là, le régime fondamental ne convient pas ! La situation n'est plus du tout la même chez le diabétique gras et chez le diabétique amaigri.

Chez ce dernier, la présence du sucre dans les urines perd de l'importance en présence d'un élément plus dangereux, l'acétone.

Tandis que les diabétiques simples n'ont à lutter que contre un danger, l'hyperglycémie, ces diabétiques avec dénutrition sont exposés à trois dangers : a) l'hyperglycémie qui, chez eux, comme chez les diabétiques purs, peut entraîner de multiples complications ; b) la dénutrition qui se traduira par un affaiblissement, un amaigrissement progressif ; c) l'acétonémie.

Le régime de tel malade est très délicat à établir, car pour combattre l'hyperglycémie, il faudra diminuer, dans l'alimentation, l'apport en hydrate de carbone ; pour combattre la dénutrition, il faudra augmenter l'apport en azote par les aliments albuminoïdes et gras ; pour combattre l'acétonémie, il faudra diminuer l'apport en graisses et en albuminoïdes.

Certains de ces régimes sont en opposition ! Le médecin, après un examen attentif du malade, se prononcera pour telle ou telle alimentation, suivant que tel ou tel danger dominéra la situation.

D'une façon générale, on peut dire que le diabétique maigre, qu'il y ait ou non dans ses urines des corps acétoniques, doit réduire la quantité de viande dans son alimentation ; toutefois, il est une viande de triperie qui peut être utilement consommée, lorsque les analyses des matières fécales révèlent une insuffisance fonctionnelle du pancréas, ce qui est souvent le cas chez ces diabétiques avec dénutrition ; nous voulons parler du pancréas lui-même, que l'on appelle communément « fagoue », en terme de boucherie.

Il est impossible d'établir un régime uniforme pour les diabétiques maigres ; ce n'est qu'en examinant le malade, analyses détaillées en mains, qu'on peut se prononcer.

Des régimes spéciaux ont été conseillés :

a) RÉGIME LACTÉ.

Il est certainement utile contre l'acidose, mais il présente l'inconvénient d'augmenter l'hyperglycémie et la glycosurie.

Pour que ce régime réponde mieux aux indications, qu'il contienne davantage d'albumine et de graisse, et une moindre quantité de lactose, M. Marcel Labbé le prescrit de la façon suivante :

Lait	1 lit. 1/2 à 2 lit.
Lait caillé	1/2 litre
Fromage frais	100 à 200 gr.
ou sec	80 gr.
Crème fraîche	100 à 200 gr.
Pain d'Aleurone	20 à 40 gr.
Café, rhum.	

b) RÉGIME D'AVOINE.

Von Noorden soumet les diabétiques maigres, avec acidose, au régime suivant :

Bouillie de farine ou de flocons d'avoine	200 à 250 gr.
Beurre	300 gr.
Albumine végétale (roborate ou tropon, albumine de riz, glidine)...........	100 gr.
Vin.	
Café peu fort.	

Le malade prend une bouillie toutes les deux heures.

Cette cure d'avoine doit être précédée et suivie d'une cure de trois jours de légumes et œufs.

Certains diabétiques ont été améliorés par ce procédé. On a beaucoup cherché à expliquer l'action de ces cures d'avoine ; il semble que cette action résulte de la substitution, dans l'alimentation, de l'albumine végétale à l'albumine animale.

c) RÉGIME DES LÉGUMES SECS.

Le professeur agrégé Marcel Labbé, a imaginé de remplacer, chez les diabétiques avec dénutrition et acidose, la cure d'avoine par une cure de légumes secs. Il fait prendre quotidiennement aux malades et pendant trois à six jours, les aliments suivants :

Pois, haricots, lentilles ou fèves, pesés secs.	300 gr.
Beurre	150 gr.
OEufs	5 à 6
Pain d'Aleurone	5 à 6
ou Pain de gluten...............................	30 gr.

On peut y ajouter quelques légumes verts, et 200 à 250 gr. de vin de Bordeaux.

Aucune espèce de viande ne sera tolérée.

Les légumes doivent être bien cuits, et pour être plus certain de leur bonne digestion, on les écrasera en purée ; c'est une précaution à prendre à l'égard des malades qui négligent de mastiquer !

Ce régime présente des avantages sur la cure d'avoine ; il est mieux accepté des malades ; il est bien toléré par le tube digestif ; il calme la faim et donne moins soif. Comme la cure d'avoine, il combat efficacement la dénutrition et l'acidose ; il donne moins de glycosurie.

L'amidon des légumes secs paraît être mieux utilisé par l'organisme des diabétiques avec dénutrition, que celui des autres aliments.

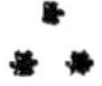

Ces divers régimes ne sauraient convenir indistinctement à tous les diabétiques maigres ; encore une fois, ce n'est qu'un examen minutieux, ou mieux, une étude du malade, qui pourra permettre de conseiller, et parfois pour une courte période seulement, tel ou tel régime.

M. Marcel Labbé, de Paris, qu'on est amené à citer constamment, car il fait autorité dans la matière, soumet ces diabétiques avec dénutrition, successivement à ces cures alimentaires diverses.

A la fin de chacune d'elles, par des examens d'urine, il se rend compte du résultat obtenu ; il arrive ainsi à savoir comment réagit le malade à l'égard de chacune d'elles, car, enfin, tous les malades ne réagissent pas de la même façon à l'égard d'un même médicament, tous les diabétiques ne se comportent pas de la même façon à l'égard d'un même aliment.

La question du régime alimentaire des diabétiques, on le voit, est complexe, et pourtant, nous l'avons simplifiée le plus possible !

Il s'en faut que tous soient justiciables du même régime alimentaire. Autant de malades, presque autant de cas particuliers ! C'est au médecin à discerner.

Il ne suffit pas, pour être un bon médecin, de bien connaître les symptômes et la thérapeutique des maladies ; il faut d'abord savoir bien observer son malade puis savoir interpréter les faits observés, et c'est principalement dans cette interprétation que les connaissances médicales interviennent. La médecine est avant tout une science d'observation.

L'institution du régime du diabétique nécessite, précisément de la part du médecin cette observation tout particulièrement minutieuse et patiente, sans laquelle une thérapeutique salutaire de cette maladie est impossible.

Le diabétique doit se garder de croire que la prescription faite à tel de ses amis, diabétique, lui convient : ce serait une grosse erreur dont il se repentirait tôt ou tard, s'il adoptait aveuglément ce même traitement. Chez l'un, le diabète évolue, par exemple, en terrain arthritique, tandis que chez l'autre, la tuberculose, complication fréquente du diabète, ne demande que l'occasion d'élire domicile ; tous deux ne doivent évidemment pas être traités de même ; traitements et régimes doivent être différents. Comme l'a très justement dit le Dr Maurice de Fleury, membre de l'Académie de Médecine, « l'idée que l'on peut se traiter pour quelque maladie avec les recettes d'un livre ou la formule prescrite la veille à un voisin, n'est que sottise dangereuse ».

C'est vrai, tout particulièrement pour le diabétique !

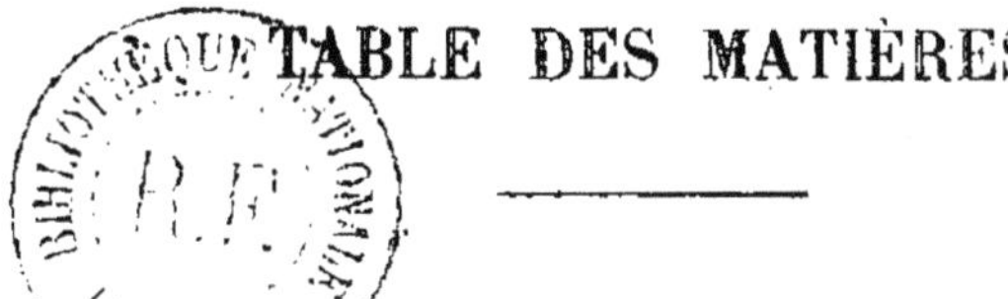

TABLE DES MATIÈRES

PRÉFACE DU Dr MARCEL LABBÉ.. 5
Le Régime alimentaire des diabétiques........................ 7
Variétés de diabétiques..................................... 13

Diabète sans dénutrition.

Principe du régime chez ces diabétiques................ 17
Tableau de substitution des aliments hydrocarbonés...... 19
Régime du diabétique sans dénutrition.................. 21
Régime fondamental (tableau)........................... 22
Commentaires: Potages 24
    Hors-d'œuvre 24
    Laitages 26
    Œufs 27
    Poissons 29
    Viandes 31
    Graisses 34
    Légumes 35
    Pommes de terre.................................... 40
    Sauces 45
    Condiments 47
    Fromages 49
    Pâtisseries 50
    Fruits 51
    Pains divers 52
    Boissons 59
Organisation des repas du diabétique................... 63
Menu-type d'un diabétique sans dénutrition............. 66

Régime du diabétique sans dénutrition avec glycosurie irréductible 69

Régime du diabétique sans dénutrition compliqué d'une autre maladie .... 7?
    Régime des diabétiques dyspeptiques................. 7?
    Régime des diabétiques eczémateux................. 7?
    Régime des diabétiques goutteux................... 7(
    Régime des diabétiques albuminuriques............. 7?

Régime du diabétique sans dénutrition, avec acidose.... 8?

Diabète avec dénutrition.

Principes du régime chez ces diabétiques.............. 8?
    Régime lacté .... 8?
    Régime d'avoine .... 8?
    Régime des légumes secs........................... 8?

Table des Matières.................................... 9?

Typ. A. DAVY.

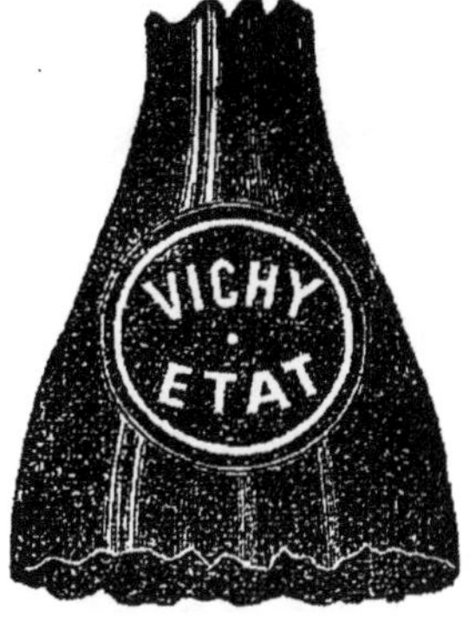

EXIGER LA MARQUE

Bien spécifier la source

VICHY-CÉLESTINS

Goutte, Gravelle, Diabète, Arthritisme

VICHY GRANDE-GRILLE

Maladies du Foie et de l'Appareil biliaire

VICHY-HOPITAL

Affections de l'Estomac et de l'Intestin

L'EMPLOI A DOMICILE DES

EAUX DE VICHY

SOURCES DE L'ÉTAT

CÉLESTINS — GRANDE-GRILLE — HOPITAL

Par les Diabétiques

Jusqu'à ces dernières années, l'opinion qui a prévalu au sujet de l'usage des eaux minérales, et en particulier des eaux de Vichy transportées, tendait à faire considérer les eaux minérales froides comme conservant seules leurs propriétés thérapeutiques, et comme les seules devant être consommées hors de la station ; les eaux des sources thermales étaient représentées comme altérables et perdant une bonne partie de leurs qualités, devenant, pour ainsi dire, des eaux mortes après le refroidissement et le transport.

L'expérience d'abord, puis des travaux récents, sont venus réfuter cette opinion et ont démontré que dans un bassin contenant des eaux minérales chaudes et des sources froides, les premières doivent être considérées comme émanant en droite ligne de la nappe souterraine, et par conséquent comme le type à l'état le plus pur, tandis que les eaux froides doivent être considérées comme dérivées des filons principaux et refroidies par un trajet souterrain plus considérable.

Les eaux de ces dernières sources seraient donc des eaux thermales refroidies.

D'après cette théorie, considérée d'ailleurs comme la plus vraisemblable, il n'y a pas de raison plausible pour préférer les eaux des sources froides d'un bassin thermal aux eaux des sources chaudes ou tièdes de ce bassin, refroidies par le transport. Il suffit, pour rendre à l'eau de ces dernières sources ses propriétés thérapeutiques, de la ramener à sa température initiale, à sa température au griffon.

Ces eaux thermales transportées doivent donc, pour la consommation, être ramenées à leur état primitif et, pour cela, être réchauffées au bain-marie, dans un flacon bouché (soit pour la **Chomel** 43° environ, pour la **Grande-Grille** à 42° centigrades environ et pour l'**Hôpital** à 34° environ). Les sources des **Célestins**, **Hauterive-Etat** doivent être consommées froides, c'est-à-dire à leur température au griffon.

Les doses à employer varient, suivant les sujets et suivant la nature de la maladie, de 100 grammes à 200 grammes pris quatre à cinq fois par jour, hors des repas (soit une dose : 1° le matin à jeun, soit pure, soit mélangée à une tasse de lait chaud ; 2° une demi-heure avant le déjeuner ; 3° une demi-heure avant le dîner ou l'après-midi ; 4° au coucher (au minimum deux heures après le dîner).

Les services qui intéressent principalement les diabétiques sont la **Grande-Grille**, les **Célestins** et **Hauterive-Etat**, bien qu'il ne soit pas à dire que dans certains cas l'**Hôpital** et **Chomel** ne puissent leur être indiqué.

Les diabétiques avec gros foie, les diabétiques par insuffisance hépatique, les diabétiques avec troubles gastro-intestinaux doivent, de préférence à toute autre source, boire l'eau de la **Grande-Grille**, tiédie, aux mêmes heures et à des doses un peu supérieures à celles indiquées pour les maladies du foie, et par périodes semblables.

En dehors de ces cures de **Grande-Grille**, le diabétique usera *largâ manu* de l'eau de **Vichy-Célestins** ou **Hauterive-État** tant aux repas que pour étancher sa soif (jusqu'à la dose d'une bouteille par jour).

Les *diabétiques graveleux*, sans trouble hépatique ni gastro-intestinal, doivent user. dans les mêmes conditions, de l'eau des **Célestins**.

*
* *

L'Établissement thermal

et les Bains spéciaux

L'Établissement thermal comprend deux édifices distincts : l'un aménagé pour les bains de 1re classe, l'autre pour les bains de 2e et 3e classes.

L'Établissement de 1re classe couvre une superficie de 30.000 mètres carrés, dont 11.000 mètres occupés par la construction. Il a 170 mètres de long.

L'ensemble des services comprend : 136 cabines de bains, dont 6 de luxe ; — 13 grandes douches avec vestiaires ; — 24 douches-massages avec vestiaires et lits de repos ; — 36 douches ascendantes ; — 2 douches avec bain ; — 4 bains d'air chaud et 4 salles de massage ; — 4 bains de vapeur ; — 2 douches de vapeur ; salles de lavage de l'estomac et de vessie ; — douches nasales et auriculaires ; — bains d'acide carbonique ; — inhalations d'oxygène et d'acide carbonique ; — 2 bains de lumière de Dowsing ; — 2 grandes piscines chaudes, 3 froides et 8 piscines individuelles ; — un institut de mécanothérapie Zander ; — un service complet d'électrothérapie avec bains Schnée.